目次

第2章 血糖値を上げない！高齢者のための食事術

第3章 日常生活で活動量をアップ

第4章
老けない生活術

※本書に記載した糖質量は「日本食品標準成分表（八訂）増補2023年」に基づいて算出しています。

序章

ここが違う！高齢者の血糖値コントロール

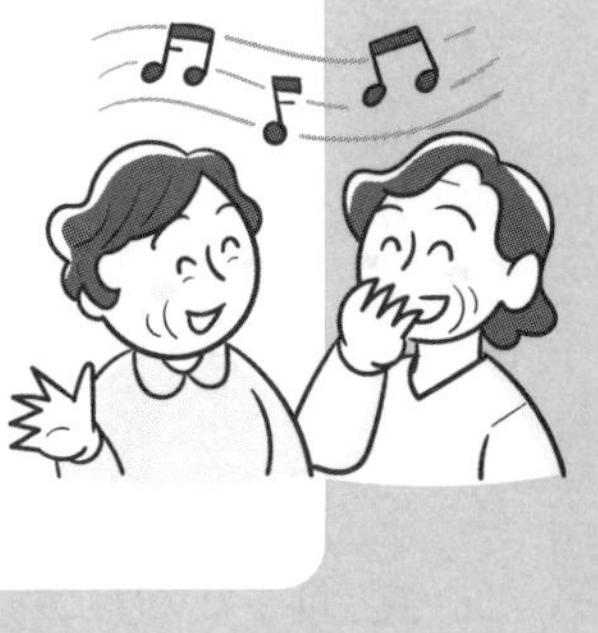

Section

01

血糖値コントロールの方法を再確認 高齢者の対策には落とし穴がある！

糖尿病は、国民病ともいわれ、完治が難しく、高齢者に多いといわれています。血中の糖の濃度が高いと糖尿病と診断されますが、**初期は自覚症状がありません。**しかし、病気が進行するにつれて**心筋梗塞や脳出血、動脈硬化などの合併症を起こす**のがこの病気の怖さです。

厚生労働省が2019年に行った「令和元年国民健康・栄養調査」によると、2019年時点では推計で20歳以上のうち糖尿病及び糖尿病予備軍とされる「糖尿病が強く疑われる（すでに診断され治療を受けている人を含む）人」は1196万人、「可能性を否定できない人」は1055万人いると発表しています。中でも注目すべきは、70歳以上の男性は5人に2人、女性は3人に1人が、糖尿病患者であるという事実です。

ではなぜ**高齢者に糖尿病の人が多い**のか。それには2つの理由があります。

糖を摂りすぎると血糖値が急激に上がりますが、通常は膵臓《すいぞう》から分泌される**インスリン**（↓P36）というホルモンが血糖値を下げてくれます。ところが、加齢とともに膵臓の機能も低下するためインスリンの分泌量が減って食事から摂取した糖はそのまま体内に居続けて血糖値が高い状態が続いてしまいます。糖尿病患者が高齢者に多い理由の1つ目は、これです。人間は年齢とともに、視力や聴力、筋力などの身体全体の機能が衰えますが、**糖の代謝も老化に伴い衰えていきます**。また、**加齢とともに、血糖値を下げるインスリンが効きづらくなる**ことも、高血糖の原因になります。血糖値が高い状態が続くと、やがて糖尿病を患います。

2つ目の理由は、年齢とともに体力や筋力が減ることで、外出の回数や活動量が減り、運動不足になって消費エネルギーが減るためです。消費エネルギーが減ると、血液中の糖が使われずに余ってしまい、血糖値が高くなります。

その状態が続くと、糖尿病はもちろん、動脈硬化などの合併症の危険も高まります。そのため血糖値コントロールは、健康長寿のためにもとても重要になります。

血糖値コントロールの手段は、糖質を制限する食事、運動、薬とされています。しかし、高齢者の場合は、糖質と並行してカロリーや塩分を制限してしまう、急な運動でケガをするか続かない、薬の副作用で低血糖になるなど**落とし穴も多く、健康被害に陥る場合も**あります。若い頃と同じ方法ではなく、**高齢者ならではの血糖値コントロール**を心がけることが大切です。

「糖尿病が強く疑われる人」
「糖尿病の可能性を否定できない人」の割合

（20歳以上、男女別・年齢階層別）（2019年）

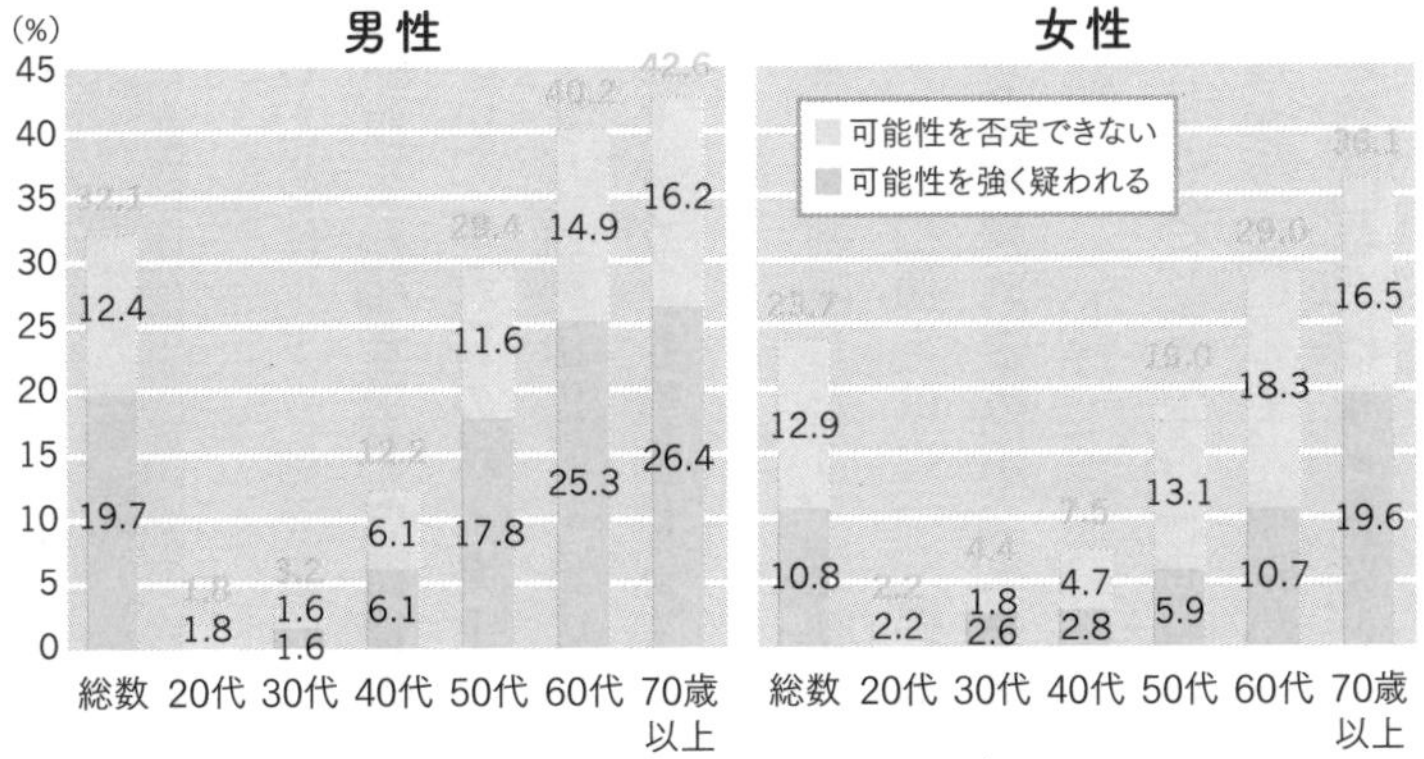

※令和2年および3年は新型コロナウイルス感染症の影響により調査中止

Section ０２

高齢者ならではの血糖値コントロール①

コントロールの目標は数値の高低よりも安定

血糖値の高い状態が続くとやがて糖尿病になります。糖尿病にり患しているか否かは、血液中のブドウ糖の量の割合を示す**「血糖値」**と、ヘモグロビンにどれくらいのブドウ糖が結合しているのかを示す**「ヘモグロビンＡ１ｃ（エーワンシー）」**の**２つの検査の値**で判断します。

「血糖値」は、食事を摂ることによって変動しますので、糖質を多く含むものを食べた後は急激に上昇し、その後徐々に下がります。計測方法は２つ。病院での血液検査か、血糖値測定器を購入して自分で計測します。

「血糖値」のボーダーラインは、１２６mg／dLです（早朝空腹時血糖値）。ちなみに、１１０～１２５mg／dLは**糖尿病予備軍**。一方、食事と関係なく測る血糖値を**「随時血糖値」**、食後の高血糖を調べるためにブドウ糖液を飲んで２時間後に測る血糖値を**「７５ｇブドウ糖負荷試験後２時間値」**といい、これらのボーダーラインは２００mg／dLです。血糖値は、一日の中で食事を摂ると上下しますが、検査値は採血した瞬間の値となります。

検査前にだけ食事を制限したり、運動をしたりすることで下がる血糖値とは違い、**過去１～２か月の血糖値が反映されるのが「ヘモグロビンＡ１ｃ」**で、血糖値コントロール上、とても重要な値です。血糖値が低いとヘモグロビンに結合するブドウ糖の量が少ないので、値は小さくなります。糖尿病の診断基準は６・５％といわれていますが、ヘモグロビンＡ１ｃや血糖値は、数値を下げるより安定させることが大切です。

糖尿病の検査

糖尿病の初期には自覚症状がないため、ほかの病気の診察で偶然見つかることも少なくありません。発病してしまうと、生涯つき合わないとならないので、予防が大切です。糖尿病検査では、以下の３つの値を調べます。

早朝空腹時血糖値

早朝空腹時血糖値が126mg/dL以上

→ **血糖値が最も下がっているときの値**

随時血糖値

随時血糖値が200mg/dL以上

→ **食事をした時間を考慮せずに測定した血糖値**

75gブドウ糖負荷試験後2時間値

75gブドウ糖負荷試験で2時間後血糖値が200mg/dL以上

→ **糖を投与することにより、どれくらい血糖値が上がるか**

＋

$$\text{HbA1c（\%）} = \frac{\text{糖が結合したヘモグロビン量}}{\text{すべてのヘモグロビン量}}$$

Hb（ヘモグロビン）A1c 6.5%以上

過去1～2か月の血糖値の平均的な状態を反映するため、血糖値コントロールが功を奏しているかどうかがわかります。糖尿病を疑う場合の検査として有効です。

高齢者の場合は値の高低より、数値が安定していることのほうが重要

↓

糖尿病

Section

03

高齢者ならではの血糖値コントロール②

食事制限による低血糖・低栄養に注意

血糖値が高くても、また、糖尿病であっても、**初期の段階では自覚症状がありません**。しかし、その状態が続くと、のどが渇きやすくなったり、トイレが近くなったり、疲れやすくなったりといった症状が現れてきます。**これらの症状は、糖尿病だけでなく、別の病気のサイン**でもあり得ますので、すぐに対策が必要です。

血糖値が高いといわれたら、まずすべきことは**食事内容の見直し**で、糖質を減らすことが最優先です。糖質は、ごはんやパン、麺類などの炭水化物、豆類、いも類、甘いものに含まれます。これらを減らすことで血糖値の上昇は防げます。ただし、制限しすぎると、高齢者にとってはかえって身体に負担をかけることにもなりかねません。

また、糖質を制限しすぎてしまったり、血糖値を下げる薬の副作用が出てしまったりすると、**低血糖**を引き起こすことがあります。

若い人の場合、低血糖だと手のふるえや発汗、動悸《どうき》といった典型的な症状が現れます。ところが高齢者になると、こうした典型的な症状が現れにくく、めまいを起こしたりふらついたり、頭がくらくらしたりするといった症状が出るため、単なる疲れなどとカン違いしがちで、低血糖に陥っていることに気づきにくい場合があります。そのため、**突然重症化して、意識障害を起こす**ケースがあるのです。

また、**糖質制限のしすぎは、骨髄の機能を低下させてしまいます**。骨髄は血液の血球成分を生成する役割があるのですが、血球成分には血管を修復するＥＰＣ（血管内皮前駆細胞）が含まれています。糖質はその材料となるため、少なすぎると血管の機能が低下し、老化やさまざまな病気の原因になります。

糖質制限は、糖質の摂取量のみを減らせばいいので、カロリー制限より手軽だと思われがちです。しかし、制限しすぎることのリスクもありますので、完全に排除しようとは思わないでください。**目標は今の食事から、糖質を１／２～１／３程度に減らすこと**です。

また、食事内容を見直す際に、手っ取り早く全体の量を制限してしまう人もいます。高齢になると、消化機能の低下、咀嚼力《そしゃくりょく》や嚥下力《えんげりょく》の低下などによっても食事量が減ります。同時に摂取できる栄養量も減り、**低栄養になりやすい**というリスクがあります。

血糖値コントロールは大切ですが、糖質やカロリーを極端に減らしてしまうと低血糖や低栄養を招きかねないので、注意が必要です。

高齢者の低血糖のサイン

低血糖の兆候としてよく知られるのは発汗、動悸、手のふるえといった自律神経系の症状ですが、高齢者になるとこの症状は自覚しにくくなります。一方で、高齢者は下記のような症状が現れます。

- **頭がくらくらする**
- **身体がふらふらする**
- **動作がぎこちない**
- **めまい**
- **脱力感・倦怠感《けんたいかん》（身体がだるい）**
- **ろれつが回らない**
- **目がかすむ・ぼやけて見える**

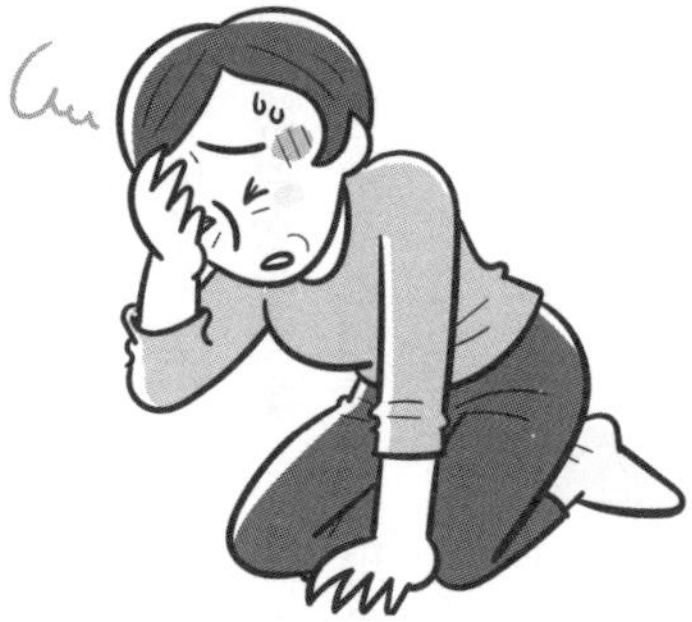

Section
04
目・歯・足をチェック
高齢者ならではの血糖値コントロール③

　血糖値が高いと、血液検査の結果や食事ばかりに目が行きがちですが、気にするべきことはほかにもあります。というのも、血糖値が高い状態が続くと**血管がダメージを受けるため、全身にさまざまな合併症が現れる**からです。一見、関係ないと思われがちな目や歯、足などのトラブルの原因になっていることがあります。

　高血糖による目のトラブルは、**糖尿病網膜症**につながる可能性があります。目の奥の細い血管が詰まってしまうと、酸素や栄養などが届きにくくなって眼底出血を起こすことがありますが、初期段階は小さな出血が起こる程度で、**自覚症状はほとんどありません**。さらに進むと出血や白斑が増えますが、このときも同様です。ところが、どんどん症状が進んで血管や網膜が破れると、視力の低下や、場合によっては失明の可能性もあるのです。

　次に、歯ですが、**糖尿病と歯周病は深く関係している**といわれています。歯周病は歯茎の中で起きている慢性炎症ですが、この炎症によって産生される物質のうちの1つがインスリンを効きづらくします。**糖尿病患者が歯周病も患っているケースは、思いのほか多い**のです。

　最後に、足の異常についてお話しします。高血糖が**足の末端神経に障害をきたす**と、両足にしびれや痛み、感覚の低下などの症状が現れます。バランス能力も低下するため、転倒しやすくもなり、転んでケガをしてしまうと、大幅に活動量が減る、引きこもる、うつ症状が出るといった、深刻な、別の問題につながります。

糖尿病が疑われたら、目・歯・足をチェック！

目

網膜にある血管が詰まっても初期は自覚症状がないため、定期的な眼科の受診で早期発見しましょう

歯

歯の表面に付着している磨き残しの歯垢《しこう》が原因で歯周病になります。以下のようなトラブルがある場合は歯周病の可能性が高いといえます

チェックポイント

- □ 歯磨きをすると歯茎から出血する
- □ 朝起きたときに歯肉に違和感を覚える
- □ 口臭が気になる
- □ 歯肉が下がって、歯が長く見えるようになった
- □ 体調を崩すと歯肉が腫れる
- □ 歯の揺れを感じることがある

足

糖尿病による足の神経障害が起こると、感覚が低下します。また血流が滞ると傷が治りづらくなるので、足は常に清潔に保ち、これらのトラブルに気をつけましょう

チェックポイント

- □ 傷、火傷、ケガはないか
- □ 変色はないか
- □ 水虫・潰傷・炎症・ウオノメ・タコはないか

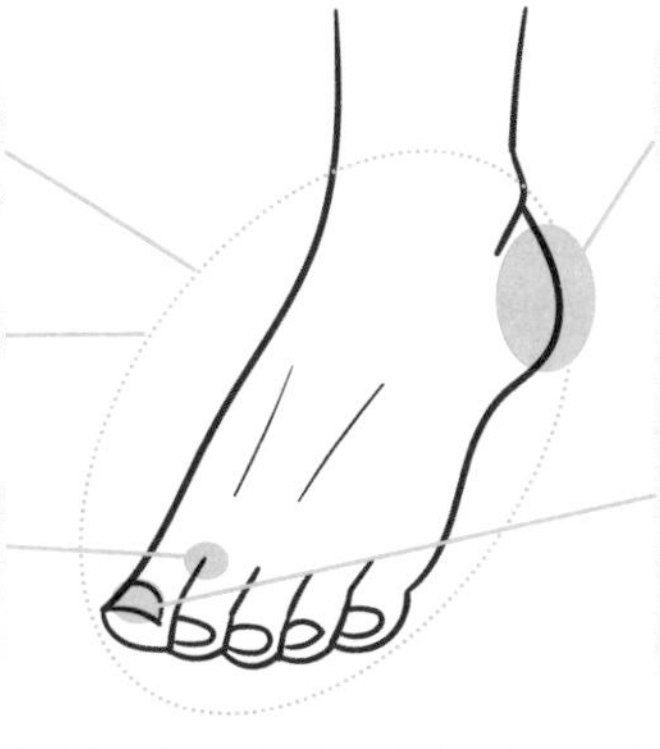

- □ かかとにひび割れはないか
- □ 爪が伸びすぎていないか
- □ 爪の形に変形はないか
- □ 爪が変色していないか

Column

高齢者が招きがちな健康被害が原因でフレイルが進み、健康寿命が縮まる

血糖値コントロールの二大要素は、食事の改善と運動。これは、若い人も高齢者も変わりませんが、高齢者ゆえの落とし穴もあります。

まずは､食事面。糖質を控える食事制限が基本となりますが、高齢者の中には糖質だけでなく同時にカロリーや塩分まで控えてしまう人もいます。カロリーを制限すると、摂取できる栄養の総量も減り、筋肉量や骨量の低下を招いてつまずきやすくなります。転倒してケガをしてしまうとやっかいです。また、塩分の摂りすぎは高血圧になるといわれているため、控える高齢者が多いのですが、裏を返せば塩（ナトリウム）は、血圧の維持に力を発揮していることになります。それなのに、安易に減塩してナトリウムが不足すると、全身に血液をいきわたらせる血圧が保てなくなります。また、ナトリウムには血液をきれいにする働きがあるのですが、むやみに減らすと血栓ができやすくなり、脳卒中や心筋梗塞のリスクが高まるのです。

一方、運動については今までの人生に運動習慣がなければなかなか続きません。運動をして一時的に血糖値が下がっても、やめてしまえば再び血糖値が上がりますし、変動自体も身体には負担になります。また、仮に続いたとしても、高齢者は筋肉量や骨量が減っているため､ケガのリスクも増えてしまいます。

第1章

血糖値コントロールで生き生き長生き

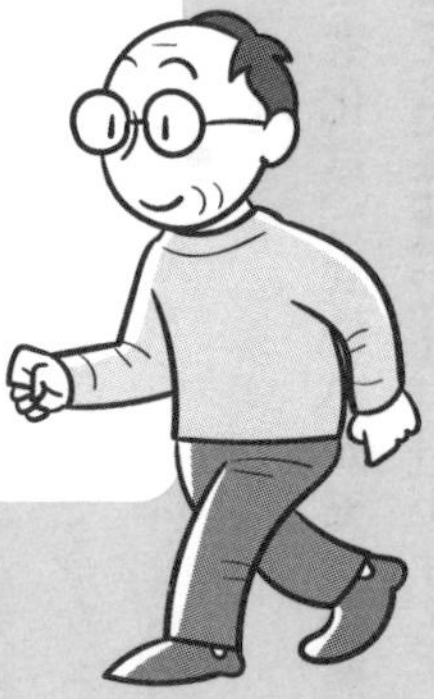

Section 05

6つの老化はあちこちで勃発！不調から病気へと変わる

血糖値コントロールによって健康長寿を目指すためには、**いかに老化を緩やかにするか**が大切です。シワが増えた、物忘れをする、すぐに疲れるといった老化現象は、誰にでもありますし、免れることはできません。しかし、食事や運動などでケアすることで、**急激な老化や病気のリスクを軽減**することができます。

まずは一般的な「老化」についてお話しします。老化が起こるのは「血管」「脳」「骨」「筋肉」「免疫」「心」の6つです。

1つ目は「血管」の老化です。「人は血管とともに老いる」ともいわれており、加齢とともに確実に老化する部位。**血管の老化は全身の老化を促進し、脳卒中や心筋梗塞といった命にかかわる重大な病気を招きます。**

2つ目は「脳」の老化です。脳は、実は、20代、30代から少しずつ機能の低下が始まります。物忘れをするようになった、名前がなかなか出てこないなどといった軽微なものから始まって、アルツハイマー病や脳血管性の認知症などにつながる可能性があります。そうなると、QOL（生活の質）が落ちるのはもちろん、介護が必要となってしまいます。

3つ目、「骨」の老化は、女性ホルモンの影響を受ける女性はとくに注意です。減少すると骨粗しょう症の原因ともなり、転倒して骨折すれば寝たきりとなる危険性もあります。また、**筋肉の老化**も伴うと、青信号の間に渡りきれない、長時間歩けない、重いものを持てないなど、**日常動作が困難になるロコモティブシンドロー**

ムの原因にもなります。

さらに、**「免疫」も老化**します。免疫は、細菌やウイルスなどの微生物、あるいは「異物」とよばれる、自分の身体にはもともとないものから身体（自己）を守るしくみで、老化すると風邪をひきやすくなったり、がんの発症のリスクが上がったりして、病気や不健康を招きやすくなります。

さらに恐ろしいことに、老化は肉体的なものばかりではありません。精神にも関連します。身体が思うように動かない、疲れるといった理由から**活動量が減ると、意欲や好奇心も減退**します。それがさらなる老化を招き、引きこもりや老年期うつ病につながってしまうのです。

ひと口に老化といっても、心身両面に影響してさまざまな機能を低下させます。老化が原因でさらなる病気にもつながりかねません。老化は誰もが避けることはできませんが、日々のケアで緩やかにすることは可能です。

老化のタイプ

血管の老化

血流が悪くなったり、血管が硬くなったりして、動脈硬化や心筋梗塞を引き起こすリスクがある

脳の老化

脳の萎縮によって機能が低下し、物忘れをしたり、何も感じなくなったりする。認知症になることもある

骨の老化

骨密度が低くなり、骨内部の組織がすかすかのスポンジ状になるため骨折しやすくなる

筋肉の老化

筋力が低下し、あらゆる動作に支障をきたす。長く歩けない、歩くと疲れる、重いものを持てないなど日常生活にも影響する

免疫の老化

外から侵入してくるウイルスなどから身体を守れず、感染症にかかりやすくなったり、がんなどの発症のリスクが高まったりする

心の老化

意欲や好奇心などを失うため、活動量が激減して肉体も衰えやすい。うつ病や引きこもりなど新たな問題の原因にもなる

Section

06

血液中で糖が飽和状態に!!「糖化」で細胞が〝焦げる〟

「血管」「脳」「骨」「筋肉」「免疫」「心」の6つの老化は、身体の中で「糖化」「酸化」「炎症」という現象を引き起こしながら進みます。まずは**「糖化」**について解説します。

炭水化物とは、ごはん、パン、麺類などのことで、糖質と、野菜や海藻に多く含まれる食物繊維でできています。**糖質は、脳や身体のエネルギーになる重要な栄養素**ですが、摂りすぎると、エネルギーとして使いきれずに余ってしまいます。余った糖質は血液から染み出し、体内のたんぱく質と反応して結びつき、**AGEs（終末糖化産物）という老化促進物質**をつくります。AGEsは一度体内で生成されると、なかなか排出されません。**AGEsが大量に生成されて蓄積し、身体に害を及ぼす状態を「糖化」**といいます。

たんぱく質自体には、身体をつくったり機能にかかわる大部分を構成したりといった、重要な任務があります。ですが、一度糖と結合してAGEsに変化すると、さまざまな悪さをします。AGEsには強い毒性があり、細胞などを攻撃して劣化や炎症を引き起こし、組織を硬化させ、機能を低下させてしまうのです。

また、肌はくすみ、ハリがなくなり、老け顔の印象に。その他、骨にたまれば骨粗しょう症の原因となり、血管壁に蓄積すると動脈硬化につながるなど、弊害は多岐にわたります。

また、AGEsは身体を「酸化」（↓P22）させる**活性酸素を増やして老化を加速させる**原因にもなります。

糖化と老化の関係

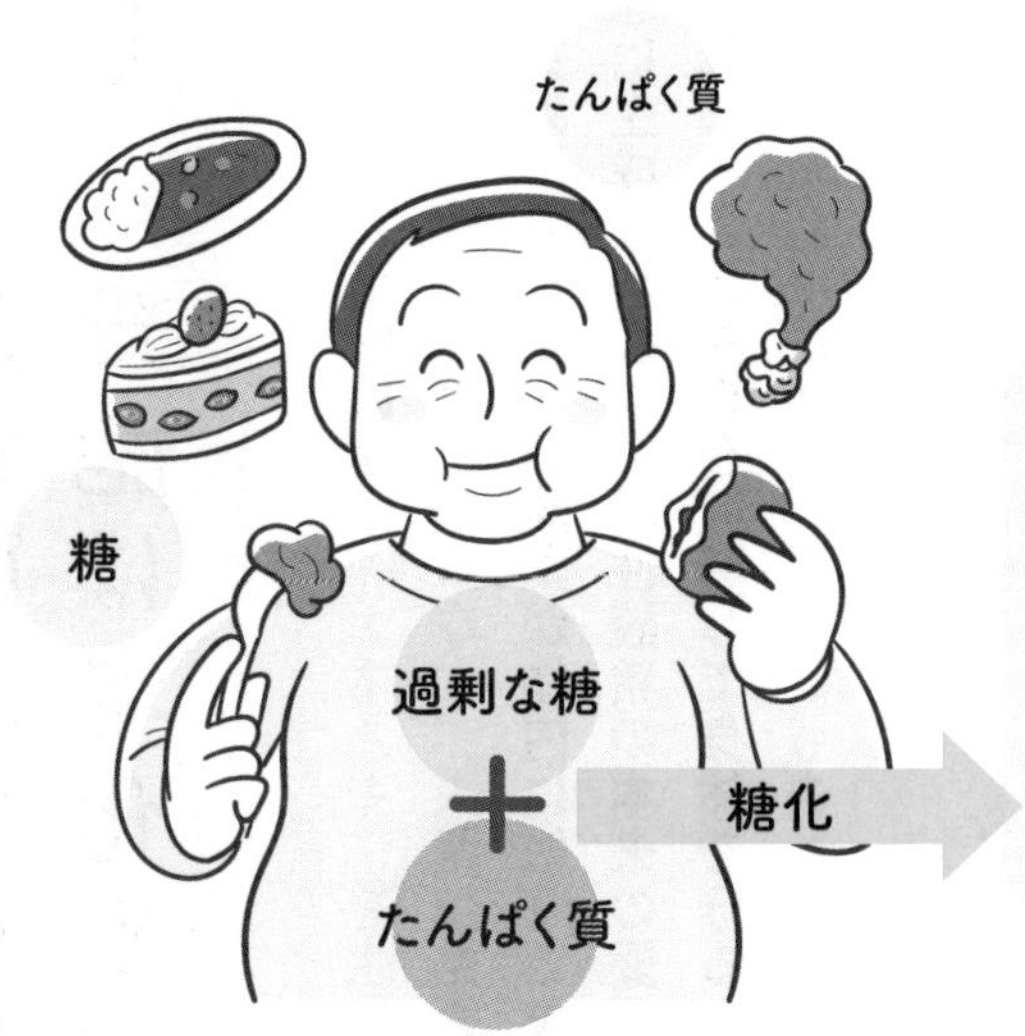

糖とたんぱく質が結合した

老化促進物質

AGEs

Advanced Glycation Endroducts

終末糖化産物

糖化したたんぱく質は本来の働きができなくなり身体にさまざまな影響を与える

1 糖質

↓ 摂りすぎた糖質は身体の中で余った状態になっている。代表的な糖質といえば砂糖。体温で温められるとべたべた、ねとねとする

2 糖化反応

↓ 身体の細胞や組織の材料となるたんぱく質が糖にくっついて、体温で温められることを糖化反応という

3 たんぱく質が変性・劣化

↓ 高濃度の糖に長期間さらされ、たんぱく質が変性・劣化する

4 AGEsができる

糖化して劣化したたんぱく質はAGEsとなる

Section

07

活性酸素に攻撃されて「酸化」した細胞は老化や病気を招く

前項で触れた**活性酸素**は、エネルギーを生成する、身体の機能を維持するなど、**人間が生きていくために欠かせない酸素が体内に取りこまれる際に生成されます。活性酸素の本来の働きは、侵入してきた異物を攻撃して身体を守ること**で、健康維持には必要不可欠なものです。ところが過剰に発生すると正常な細胞を攻撃して細胞をサビさせ、老化を早めてしまいます。これが**「酸化」**で、老化の一種です。

酸化から身体を守るために、人間には**抗酸化作用**というしくみが備わっています。ところが活性酸素が過剰に発生することで、抗酸化作用が弱まります。この状態を**酸化ストレス**といいます。原因は飲酒や喫煙、紫外線、ストレス、睡眠不足、加齢などが考えられます。こうして酸化ストレスの状態が続くと、DNAやたんぱく質、脂質、糖質が**活性酸素によって酸化されて細胞が変性したり、傷ついたり、死滅したりして**、老化が進みます。

酸化は、髪のパサつきや、肌のシミ、シワ、たるみなどの原因になります。また、血管が酸化すれば硬くなり（動脈硬化）、心疾患、脳卒中などの原因にもなります。また、酸化ストレスで損傷を受けた細胞ががん化することもあります。

また、活性酸素は酸化だけでなく、**「糖化」**も引き起こし、「炎症」（↓P24）を促進します。さらに、糖化によって、活性酸素分解酵素が減り「酸化」を進めてしまう――。**「糖化」「酸化」「炎症」はトライアングルのように関係しあって老化を進めてしまうのです。**

酸化と老化の関係

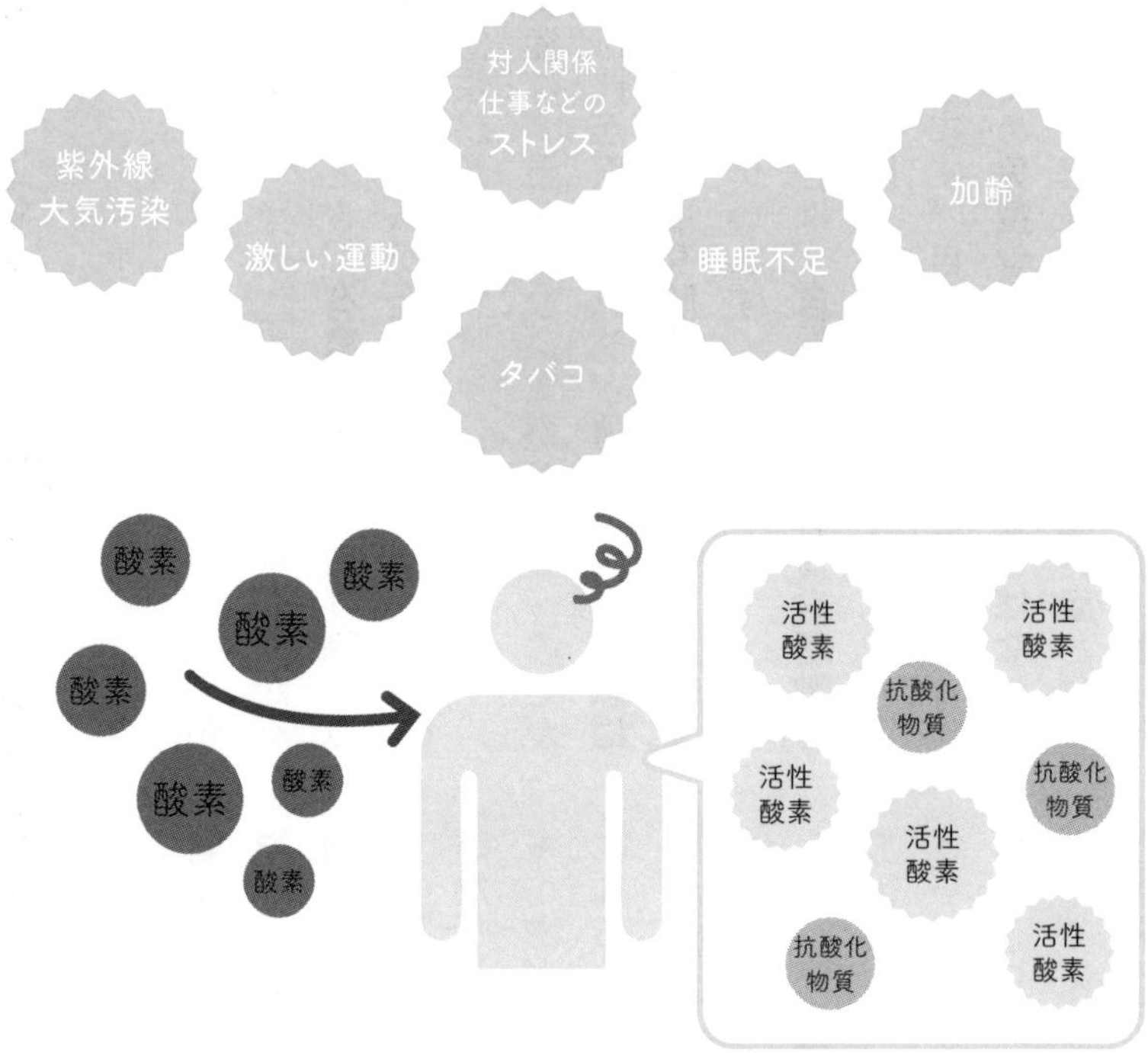

1. 酸素を吸う
2. 吸い込んだ酸素のうち約2％が飲酒や喫煙、紫外線、ストレス、睡眠不足、加齢などの悪影響を受け、活性酸素となる
3. 活性酸素と抗酸化物質が闘い、バランスが崩れて活性酸素が過剰になる
4. 過剰になった活性酸素がDNAやたんぱく質、脂質、糖質を酸化させる
5. 細胞が傷つき、死滅して老化が進む

Section

08

「炎症」で身体の中が火傷状態！慢性化すると細胞が破壊され老化が進む

「糖化」「酸化」のほか、老化に追い打ちをかけるのが**「炎症」**です。「炎症」とは身体がダメージを受けたとき、**有害な刺激を取り除こうとして免疫システムが発動**することで、急性と慢性の2種類があります。

急性炎症は、風邪をひいて熱が出る、のどが腫れる、捻挫《ねんざ》が原因で患部が腫れるなど、**急に起こって、原因が取り除かれればすぐに終息する症状**のことをいいます。

ケガや風邪などは、**自覚できる有害な刺激であるため、数日間で治癒**しますが、自覚できない刺激もあります。自覚できないと手当てせず放っておくため**免疫システムが働きっぱなし**になり、こうした状態が続くと、**慢性炎症**となります。つまり、慢性炎症とは、**有害な刺激を自覚できずに常に免疫システムが作動し続けて、やがて暴走し、細胞を傷つけてしまうことが原因**で起こるのです。慢性的な疲労を感じたり、なんとなく調子が悪いといった状態がずっと続いたりして、老化を招きます。さらにはアレルギーやがん、認知症などさまざまな病気の原因になるのです。

また、糖の摂りすぎで体内にAGEsが生成されて起こる**糖化**（↓P20）は血管を傷つけるため炎症の原因ともなります。すると、血栓の原因となり、動脈硬化のリスクが増大します。さらに、炎症は活性酸素を発生させて身体を**酸化**（↓P22）させますし、逆に、活性酸素によって炎症を促進させることもあります。糖化と酸化、そして炎症は三つ巴《どもえ》なのです。

炎症と老化のしくみ

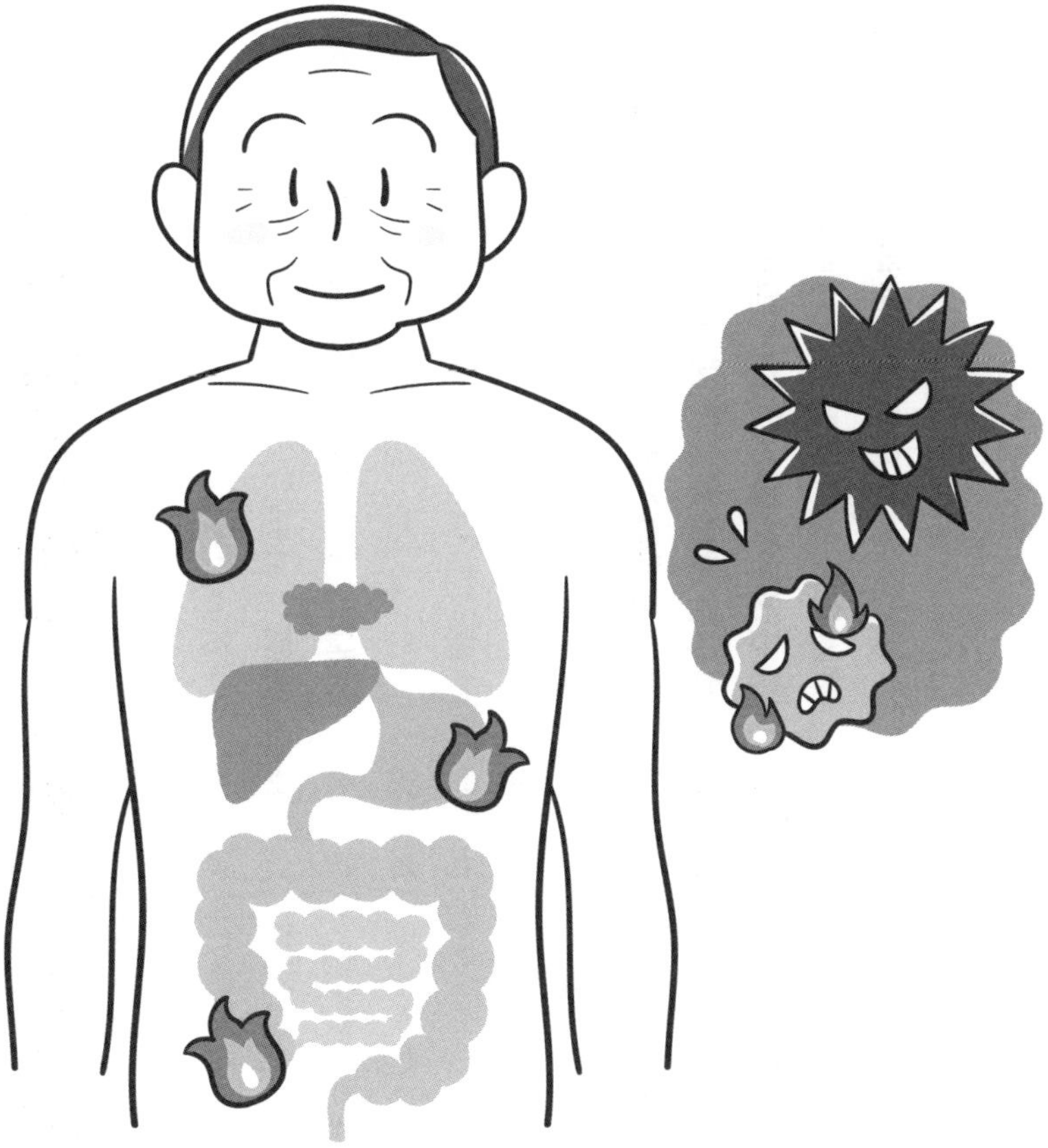

1. 偏った食事やストレスなどによって自覚症状のない弱い炎症が体内で長期にわたって続く
2. 炎症性サイトカインなどの炎症物質が必要以上につくられる
3. 免疫システムが働きすぎて正常な細胞まで傷つけ、老化や病気の原因になる

Section

09

高齢者が招きやすい合併症は高血糖が原因であることが多い

ある病気が原因となって別の病気を引き起こしてしまうことを、合併症といいます。**糖尿病で起こりやすい合併症は、「網膜症」「腎症」「神経障害」の3つ**です。

これらの合併症は、血液中の糖が過剰に増えたことで、全身の血管が傷つくために起こるのですが、血管が傷つく理由は以下の2つです。

1つは**血液中で余剰になった糖が血管の壁にある内皮細胞に入り込んで活性酸素を発生させる**こと。もう1つは**余剰になった糖が血液中のたんぱく質と結合することにより、たんぱく質が変質して血管の機能を正常に保てなくなる**ことです。高齢になると、身体機能が低下してこうしたダメージが大きくなり、合併症リスクが高まります。

網膜症は最悪の場合、失明に至ることがありますし、腎症が進めば人工透析を余儀なくされてしまうこともあります。また、神経障害が原因で足の壊疽《えそ》が起これば、足指の切断などの可能性も出てきてしまいます。糖尿病は動脈硬化を進めるため、脳梗塞や心筋梗塞など、命にかかわる病気を引き起こすこともあるのです。

最近では**がんやアルツハイマー型認知症も糖尿病の合併症**であるといわれています。また、**糖尿病とがんとは、なりやすい生活習慣が共通している**ことも指摘されています。

糖尿病自体は命にかかわる病気ではありませんが、高血糖の状態が続くと、ほかの重篤な病気の原因となります。だからこそ、**健康長寿のために血糖値コントロールが重要**なのです。

糖尿病の合併症

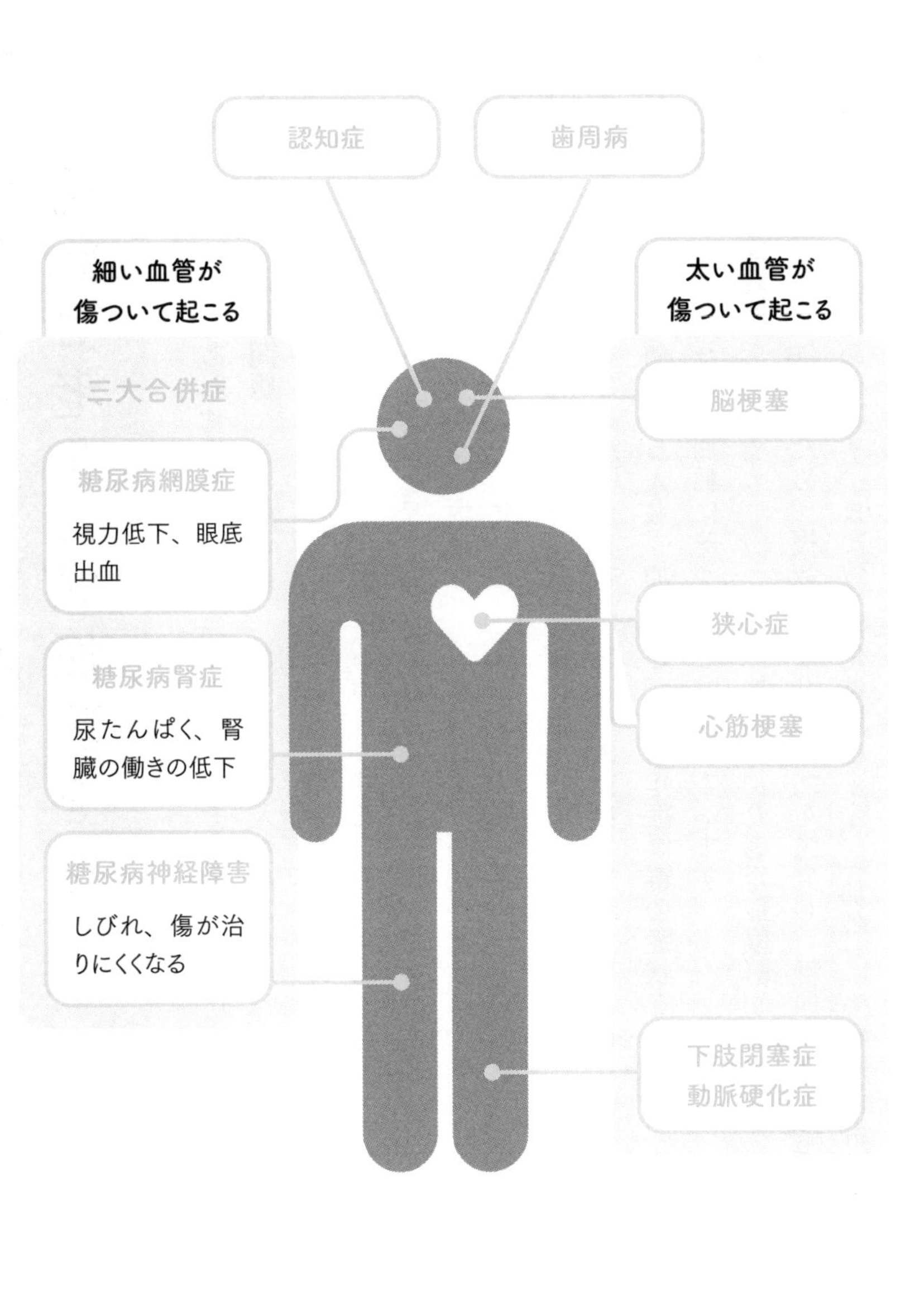
認知症
歯周病
細い血管が傷ついて起こる
三大合併症
糖尿病網膜症
視力低下、眼底出血
糖尿病腎症
尿たんぱく、腎臓の働きの低下
糖尿病神経障害
しびれ、傷が治りにくくなる
太い血管が傷ついて起こる
脳梗塞
狭心症
心筋梗塞
下肢閉塞症
動脈硬化症

Section

10

血糖値が高い状態が続くと病気と老化の悪循環を招く

合併症というリスクと隣りあわせの高血糖ですが、**加齢に伴うさまざまな問題**を引き起こす原因ともなります。

年齢とともに、生活のさまざまなシーンで衰えや動作の困難さを感じることが増えてきます。例えば、今まで何ということもなかった坂道を上るのがきつくなったり、ちょっとした段差でつまずいたり。日常生活でも着替えや入浴、家事に時間がかかるなどと感じることが増えるでしょう。また、認知症やうつ病になる人も、加齢とともに増えます。このような、加齢に伴って起こる症状を、**老年症候群**といいます。

老年症候群は特定の疾患ではないため、複数の症状が関連している場合があります。また致命的な症状や自覚症状がないことから、年相応で当たり前であると受け止めて、何も手立てをこうじない人がたくさんいます。

しかし老年症候群が現れると、血糖値をコントロールするための食事や運動を行うのが難しくなるため高血糖を招きやすく、やがて糖尿病となります。病気が進めば合併症などを併発する可能性がありますし、身体がしんどいと活動量が減り、加齢を早め、さまざまな老年症候群を誘発します。また、そもそも糖尿病であることが、老年症候群の症状を起こりやすくさせるといわれています。

加齢により老年症候群が進むことで高血糖となり糖尿病を誘発し、糖尿病が原因でさらに老化は進む……。「加齢」「老年症候群」「糖尿病」はこうして悪循環を生み出すのです。

加齢と老年症候群と糖尿病の負のスパイラル

加齢

- 認知機能の低下
- 筋力の低下
- 骨量の低下
- 代謝の低下
- 低栄養
- 低血糖

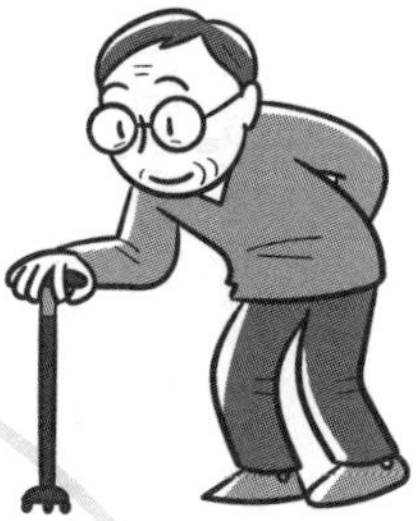

加齢によってさまざまな症状や病気が起こる

QOLが下がる

加齢によって糖代謝が落ち高血糖になりやすい

老年症候群

- 物忘れ
- 日常の動作が困難（歩行・入浴・排せつなど）
- 認知症
- うつ病
- 骨折

糖尿病

- 高血糖
- 合併症
- 脳梗塞・心筋梗塞
- 低栄養

老化によってさまざまな合併症が出る

血糖値コントロールが悪いと老化が進む

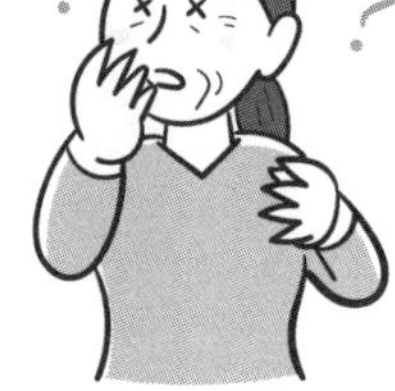

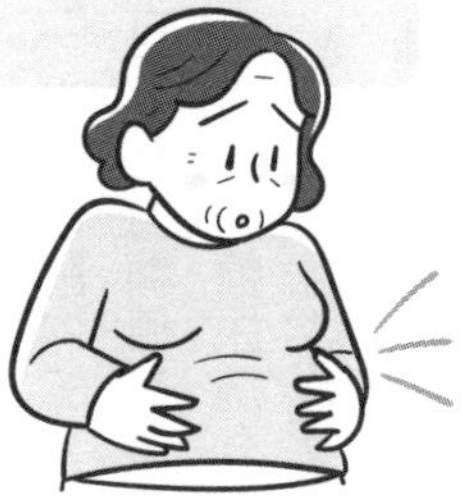

Section 11

アルツハイマー型認知症は脳の糖尿病

脳の機能の衰えは加齢により進むため、ある程度の物忘れは自然な老化現象ともいえます。しかし、やがては身のまわりのことができなくなり、寝たきりになり、介護が必要になり、認知症となってしまうことがあります。

認知症には大きく分けて**「脳血管性認知症」**と**「アルツハイマー型認知症」**の2つがあります。前者は、**脳梗塞や脳出血などの脳疾患に伴って記憶や言語をつかさどる脳の部位が障害を受けることで起こります。**後者は**脳の中に「βアミロイド」とよばれるたんぱく質が蓄積し、神経細胞を壊して脳を萎縮させてしまうことが原因で、記憶障害などが起こります。**75歳までの人には「脳血管性認知症」が多く、それ以降は「アルツハイマー型認知症」が増えて認知症全体の約6割を占めるともいわれています。

中でも「アルツハイマー型認知症」は、最近の研究で、**脳のエネルギー源である糖を細胞内に取りこめなくなるのが原因**であることが明らかになりました。これは、糖をエネルギー源として使えないので、血液中に糖が余ってしまい、細胞が糖尿病とよく似た状態になるため**「3型糖尿病」**とよぶこともあります。また、糖尿病と同様、糖質の過剰摂取が発症のリスクを高めることもわかっています。さらに、「アルツハイマー型認知症」患者の脳内でも、糖尿病患者と同じように上昇した血糖値を下げるインスリンの働きが低下します。糖尿病もアルツハイマー型認知症も、ともに原因は糖の摂りすぎで、症状や状態も似通ってくるのです。

認知症の種類と特徴

1 認知症の種類

脳血管性認知症
初期には歩行障害、手足の麻痺などの身体症状が先に現れ、記憶障害はあまり目立ちません。患者の7割が男性です

アルツハイマー型認知症
初期から記憶障害が見られます。一見、元気そうで認知症に見えない人もいます。患者の7割は女性です

レビー小体型認知症
幻覚が特徴です。うつ病、パーキンソン病と誤診されることがあります

2 老化による物忘れと認知症による物忘れの違い

老化による物忘れ

- □ 体験の一部を忘れる（例：朝食に何を摂ったのかを忘れる）
- □ ヒントを与えられると思い出す
- □ 時間と場所などの見当がつく
- □ 日常生活に支障はない
- □ 物忘れに対して自覚がある

認知症による物忘れ

- □ 体験全体を忘れる（例：朝食を摂ったことを忘れる）
- □ ヒントを与えられても思い出せない
- □ 時間と場所の見当がつかない（見当識障害）
- □ 日常生活に支障がある
- □ 物忘れに対して自覚がない
- □ 新しい出来事を記憶できない

Section

12

糖の運搬システムがうまくいかないと血糖値が急激に上がる

健康長寿に血糖値コントロールが必要なことは、おわかりいただけたと思います。では、血糖値はなぜ上昇するのでしょうか。

ごはんやパン、いも類などに多く含まれている糖質は、摂取すると、口や胃、小腸で分泌される**消化酵素によって細かく分解され、「ブドウ糖」となって小腸から吸収**されます。小腸から吸収されたブドウ糖は、グリコーゲンとしていったん肝臓に集められ、血管から血液に入り、脳や筋肉、脂肪などの臓器に取りこまれて、エネルギーとして消費されたり、蓄えられたりします。

栄養素を全身へと運搬する交通網でもある血管は、炭水化物を摂取すると、**一時的にグリコーゲンの量が増える**ことになります。血糖値が上がるのはこのときです。

ちなみに、血糖値はごく簡単に上がってしまいます。糖尿病と見なされる人の食後血糖値は２００mg／dL以上ですが、普通の人でもあんぱんやメロンパンを食べると、３００mg／dLを一気に超えてしまうほどです。ただ、普通は血糖値が上がると、膵臓からインスリンというホルモンが分泌され、増えてしまったグリコーゲンを各所へと分散して運搬することで血糖値をもとに戻します。こうしたシステムが働いているからこそ、血糖値は安定しているのです。

ところが糖が多すぎたり、インスリンの分泌量が少なかったり、またインスリンの効きが悪かったりすると、**糖の運搬システムに異常が起こり、血中に糖がたまります**。こうして血糖値が上がってしまうのです。

糖質がエネルギーになるまで

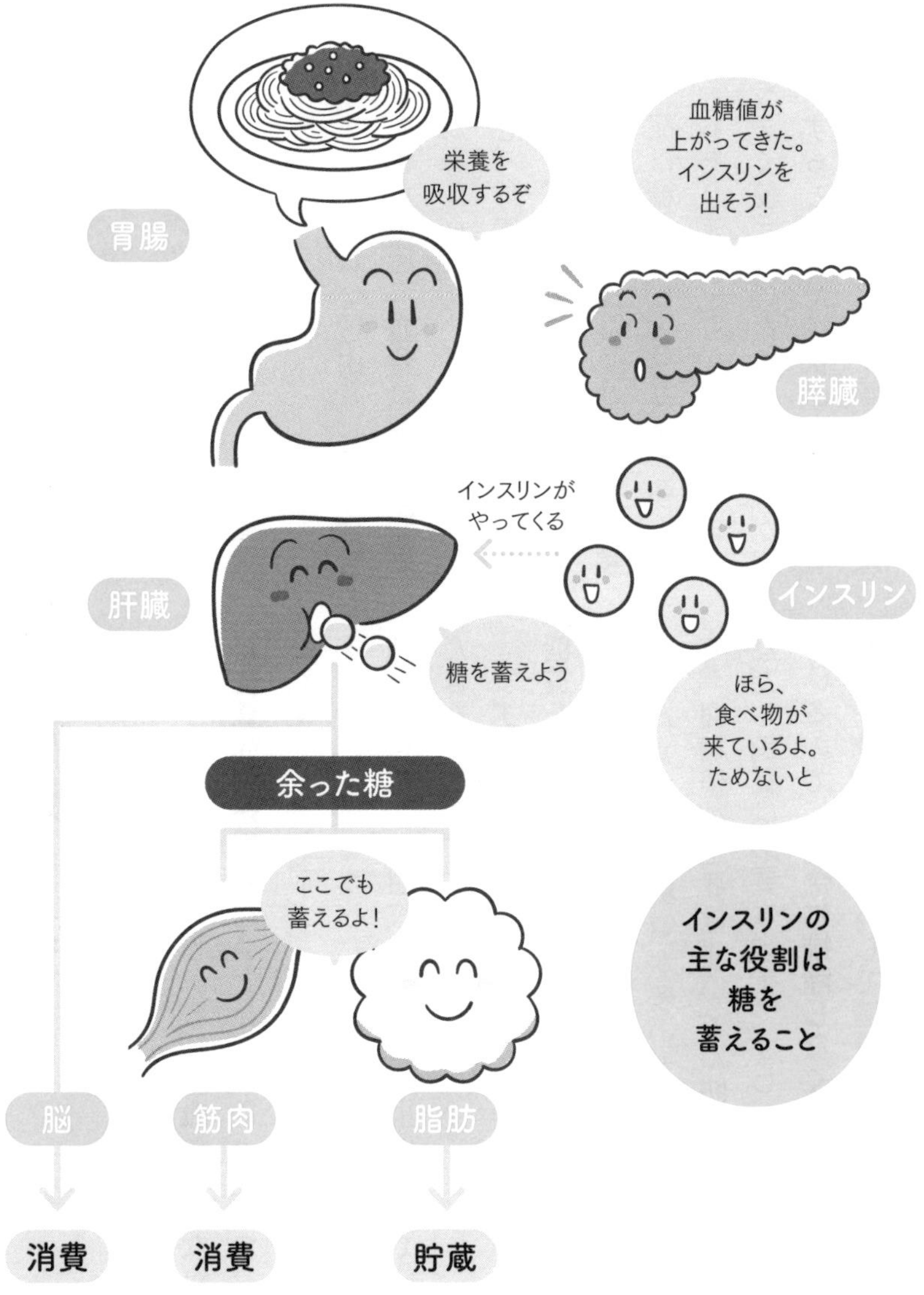

Section

13

糖質を抑えた食事に慣れることが血糖値コントロールの第一歩

糖の運搬システムに異常がなければ、血糖値のコントロールはうまくいきます。しかし異常の原因は1つではありません。

糖の運搬がうまくいかない理由として、糖質の摂取量が多すぎるために、**血管の中で渋滞になっている**ことが考えられます。

高血糖になると、体内の水分を使って血液を薄めようとするので、**のどが渇きやすくなります**。また、なんとか糖を排出しようとして、**頻尿になります**。尿は糖を含むと粘り気が多くなり、泡立つこともあります。さらには糖をエネルギーとしてうまく使えないため、倦怠感が出る、体重が減少するといった症状が出ることもあります。また、血管に負担がかかるため、末端神経に不調が出ることがあり、足のケガが治りづらくなります。しかも、**高血糖は、なかなか自覚症状が現れない**ところがやっかいで、そのため早期改善しづらく、進行しやすいのです。そこで、こうしたサインを見逃したり甘く見たりせず、早期改善、悪化防止に努めていただきたいのです。

まずは食生活を見直して、自分がどれくらい糖質を摂っているのかを把握しましょう。砂糖をたっぷり使ったお菓子やジュース、白いごはんやパンなど、糖質が多いものを減らすことで、血糖値の上昇はずいぶん防げるはずです。ただし糖質は必要な栄養ですし、野菜にも入っているので、**完全に排除しなくても問題ありません**。少しずつ減らして糖質を抑えた食事に慣れていくことが重要です。

高血糖に伴う症状

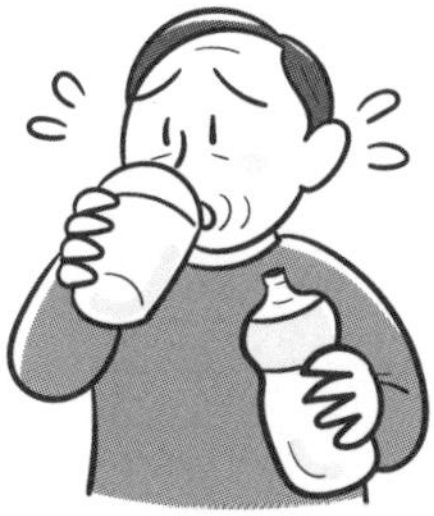

のどが渇く（口渇）
水分をたくさん摂る（多飲）

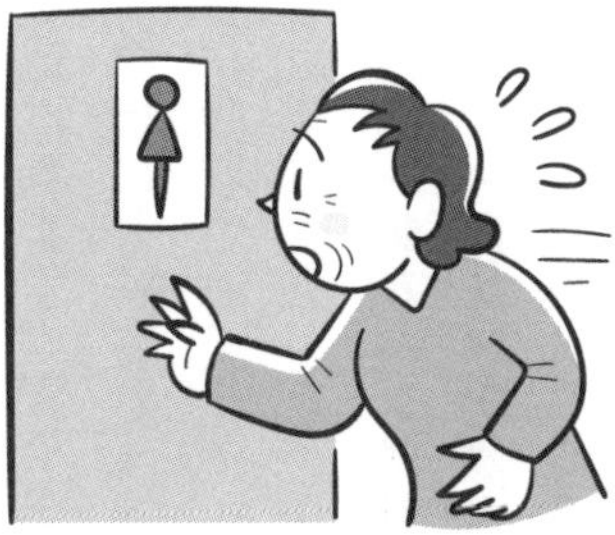

トイレが近い（頻尿）
尿の量が増える（多尿）

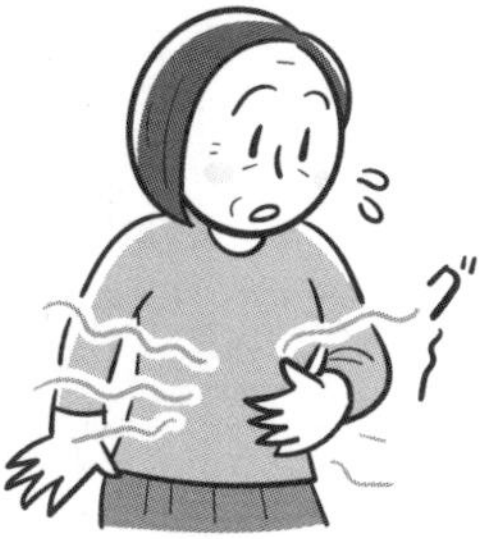

すぐお腹が空く

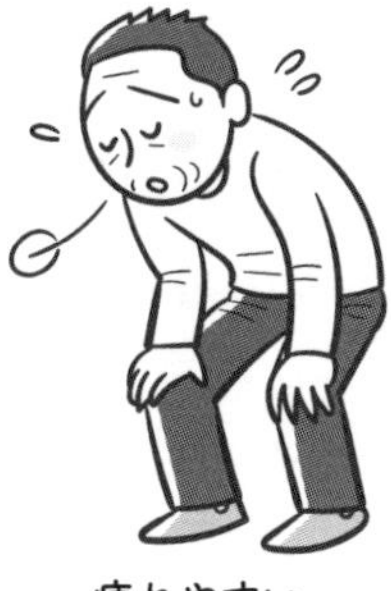

疲れやすい

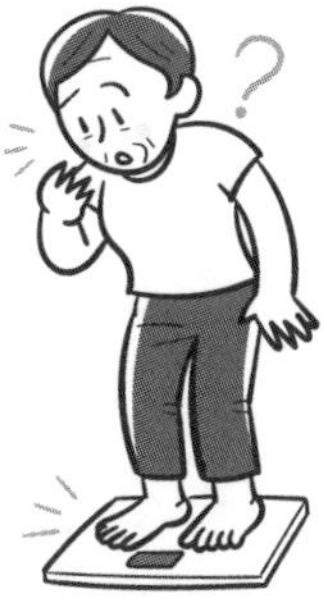

体重が減る

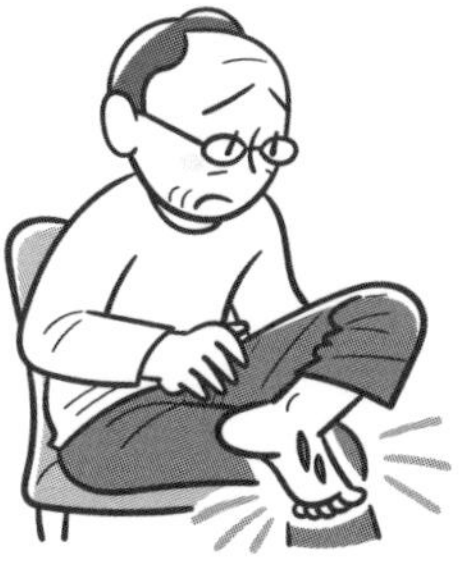

足のケガが治りにくい

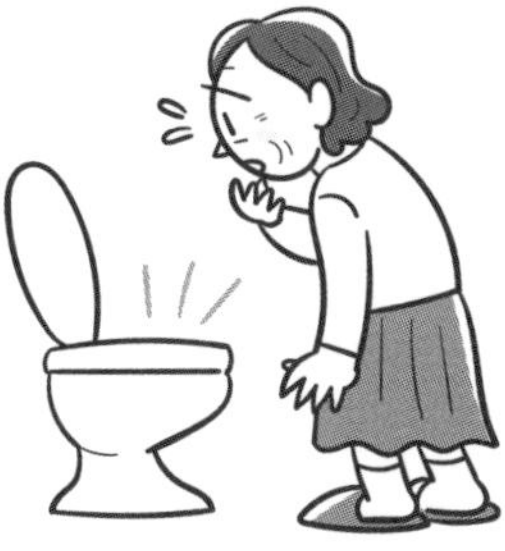

尿が泡立つ

Section 14

インスリンの分泌量が減る＆効きが悪くなると血糖値が上がったままになる

糖の運搬システムを正常化して血糖値をコントロールするために欠かせない存在。それはインスリンです。ここでもう少し詳しく、インスリンのしくみと働きについて説明します。

白米やパン、麺類、いも類といった炭水化物を摂ると、まず口の中で咀嚼し、その後、胃から腸へと運ばれます。胃や腸では消化・吸収され、ブドウ糖に分解されます。ブドウ糖は小腸から血管に吸収されるので、血液中のブドウ糖の量が増えて血糖値が上がります。これに伴って、**膵臓のランゲルハンス島という組織にあるβ細胞からインスリンが分泌**されます。

インスリンは、血液中のブドウ糖を細胞に取りこんで、さまざまな活動や生命維持のエネルギー源として活用するように促します。こうしてインスリンが糖をエネルギー代謝することで、血糖値を適正値にまで下げているのです。

しかし、炭水化物を摂取しすぎると、エネルギーとして使われなかったブドウ糖は肝臓や筋肉に、ブドウ糖の集合体である**グリコーゲン**として蓄えられます。これらは、必要に応じて分解されてエネルギーとなりますが、肝臓や筋肉に蓄えてもさらに余ってしまったグリコーゲンは、**中性脂肪に合成**されます。それを促進するのもインスリンの働きです。

高血糖の人や痩せたい人にとっては、脂肪に貯蔵されたグリコーゲンを分解してエネルギーとして使って消費したいところですが、余った糖質はインスリンが中性脂肪に合成して、内臓脂肪や皮下脂肪として蓄えていってしまうわけです。

また、食べすぎや運動不足などで体内にブドウ糖があふれ返ってしまうと、膵臓からインスリンが大量に分泌されます。この状態が続けば膵臓はやがて疲れきってしまい、適切にインスリンを分泌することができなくなります。

こうしたインスリンの分泌量の低下は、食事以外にも、運動不足、ストレス、体質に加えて加齢も原因となります。

インスリンは本来、血液中のブドウ糖に見合った量だけ分泌されますが、高血糖に陥るとそれができなくなります。するとインスリンの効き目が減ります。つまり、今までと同じように食事をしていても、同じ量のブドウ糖を処理できなくなるということです。これを**インスリン抵抗性が高い状態**といいます。インスリン抵抗性が高まると、インスリンを多く分泌しようとして膵臓を疲弊させるという、負のスパイラルに陥ってしまうのです。

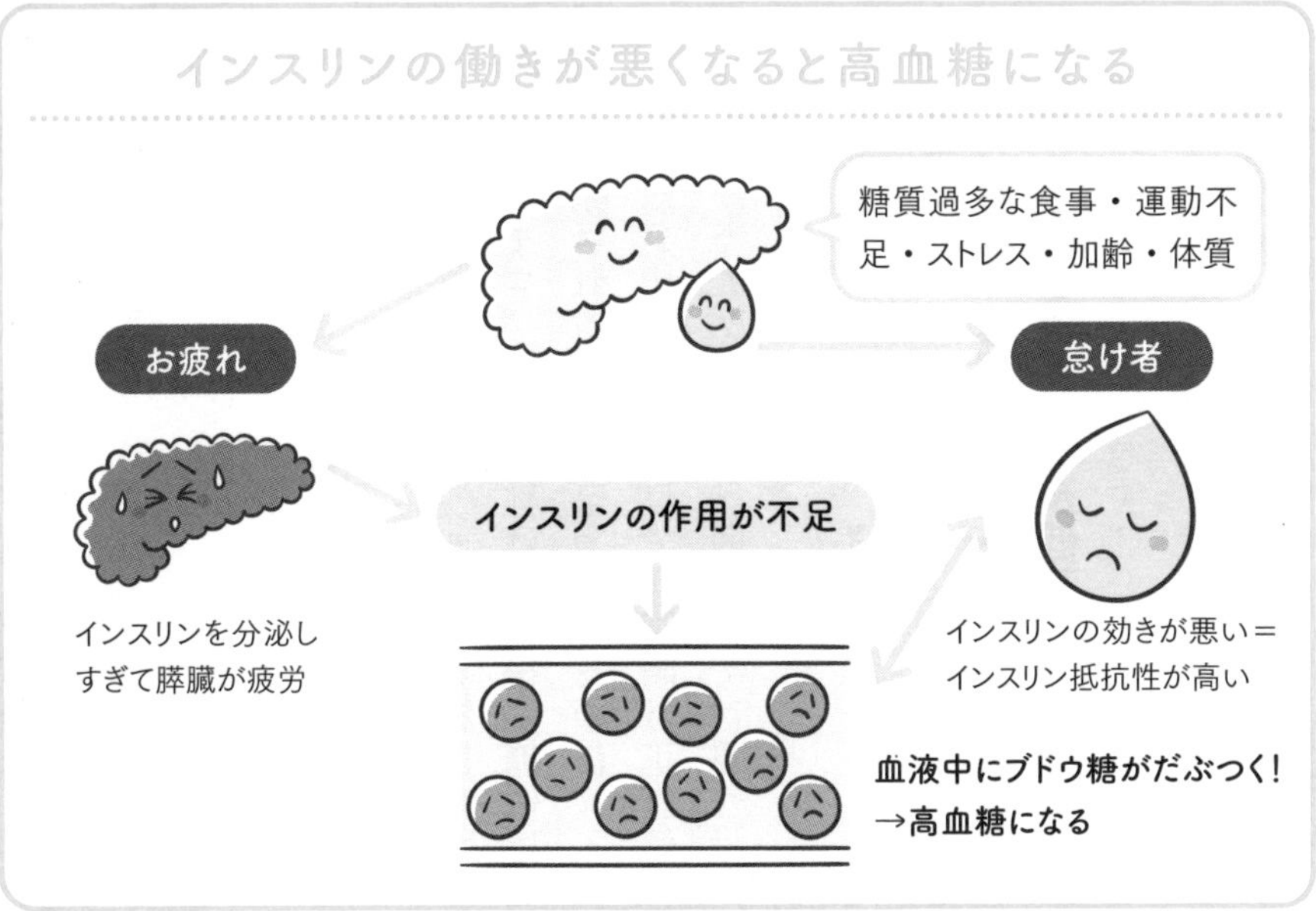

Section

15

インスリンの効きが良い状態にして血糖値をコントロールする

「インスリンは血糖値を下げるホルモンである」と聞くと、分泌量が多くなれば血糖値コントロールがうまくいくと思うかもしれません。しかし、食事をするたびにインスリンをばんばん大量に分泌していると、**膵臓がオーバーワーク**になり、やがて分泌量は減りますし、効き目も低下します。

　また、血糖値は、数値の高さだけが問題なのではありません。急に上がって、急に下がる、いわゆる乱高下も、身体にとっては負担が大きいのです。例えば空腹時に甘いものを食べると、一気に血糖値が上がるので膵臓は慌ててインスリンを緊急出動させて血糖値を下げます。これを**「血糖値スパイク」**というのですが、空腹時と食後の血糖値の差が大きいほど、インスリンを出す膵臓にも血管にも、ダメージが大きくなります。

　こうした食後高血糖は、**「かくれ糖尿病」**の原因になります。この名称は、食後血糖値は糖尿病と診断される数値に至っているのに、インスリンの緊急出動のおかげで空腹時は正常値に戻ってしまうため、健康診断などでは見つけられないことに由来します。

　かくれ糖尿病の予兆は、食後30分から1時間ほどの間に強い眠気を感じること。血糖値が上がると、**食欲や睡眠をコントロールする「オレキシン」というホルモンが低下**するために眠気が起こりやすくなるのです。

　インスリンは血糖値を下げるために必要ですが、大切なのは大量に分泌できることではなく、効きが良いことです。ところが、インスリンは効き目がさまざまな原因によって低下し、加齢もその1つ。また、糖質の多い食事によって大量分泌することでも膵臓の疲労を招き、効き目が低下してしまいます。効き目が低下すると、糖質を摂取した後血糖値が下がらないので、常に高血糖状態となり、やがては糖尿病になってしまいます。

また、インスリンは血中の糖だけでなく、筋肉にも影響します。筋肉には**瞬発力を得意とする速筋（白筋）**と**長時間の有酸素運動などを得意とする遅筋（赤筋）**の2種類がありますが、インスリンの働きが良いと、筋肉の中の糖を燃やして、速筋が活発に働きます。速筋は、人間が活動するのに向いた筋肉なので、日常の活動量も増えますし、つまずきそうになったとき、咄嗟《とっさ》に防ぐこともできます。このように、筋肉を良い状態に保つためにも、インスリンは大切な役割を果たしているのです。

もしかすると「血糖値スパイク」かも…

血糖値スパイクは、空腹時には現れないため健康診断では見つけられないうえ、自覚症状もほとんどありません。しかし…

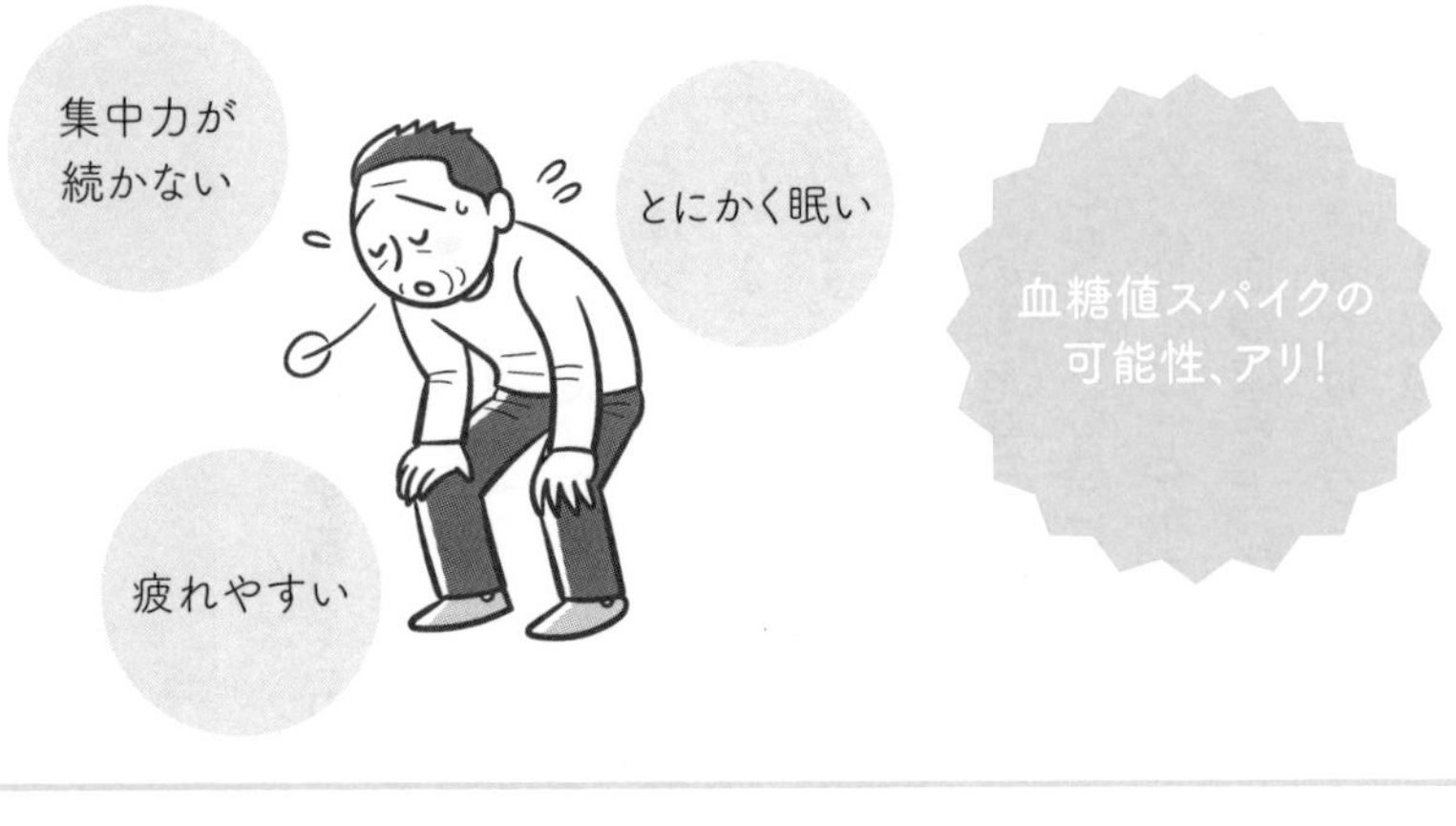

Section 16

血糖値は食事、運動、ストレスの軽減でコントロールできる

高血糖が続けば、糖尿病になるリスクが高まります。糖尿病はそれ自体、命にかかわる病気ではありませんが、糖尿病がきっかけとなってさまざまな合併症を患う可能性が高くなり、結果的に健康寿命を縮めます。こうした事態を防いで、いつまでも健康で生き生き暮らすことが、血糖値コントロールを行う目的です。

　では血糖値をコントロールするには、何が大切か。それは実にシンプルなことです。ポイントは、「血糖値を上げないこと」と「インスリンの働きを良くすること」です。そのためには糖の摂取を控えるか、摂取した糖を消費して、血糖値を上げる環境をつくらないことです。糖の摂取を控えるには**食生活の見直し**、糖を消費するには**適度な運動**、血糖値を上げる環境をつくらないためには**ストレスを軽減する**、この3つに尽きます。

　食事は極力、糖の摂取を抑えることに加えて、血糖値を急激に上げない食べ方を心がけるようにしましょう。とはいえ、炭水化物を一切摂らない、というのは今まで食べていた人にはなかなか難しいと思います。徐々に減らすなど工夫が必要です。また空腹時に甘いものを食べて急激に血糖値を上げるのも危険です。

　運動はハードなことをする必要はありません。生活に組み込んで、続けることが大切です。

　ストレスがかかると、血糖値を上げるホルモンが分泌されます。できるだけリラックスして日々を過ごし、ストレスを軽減するように心がけてください。

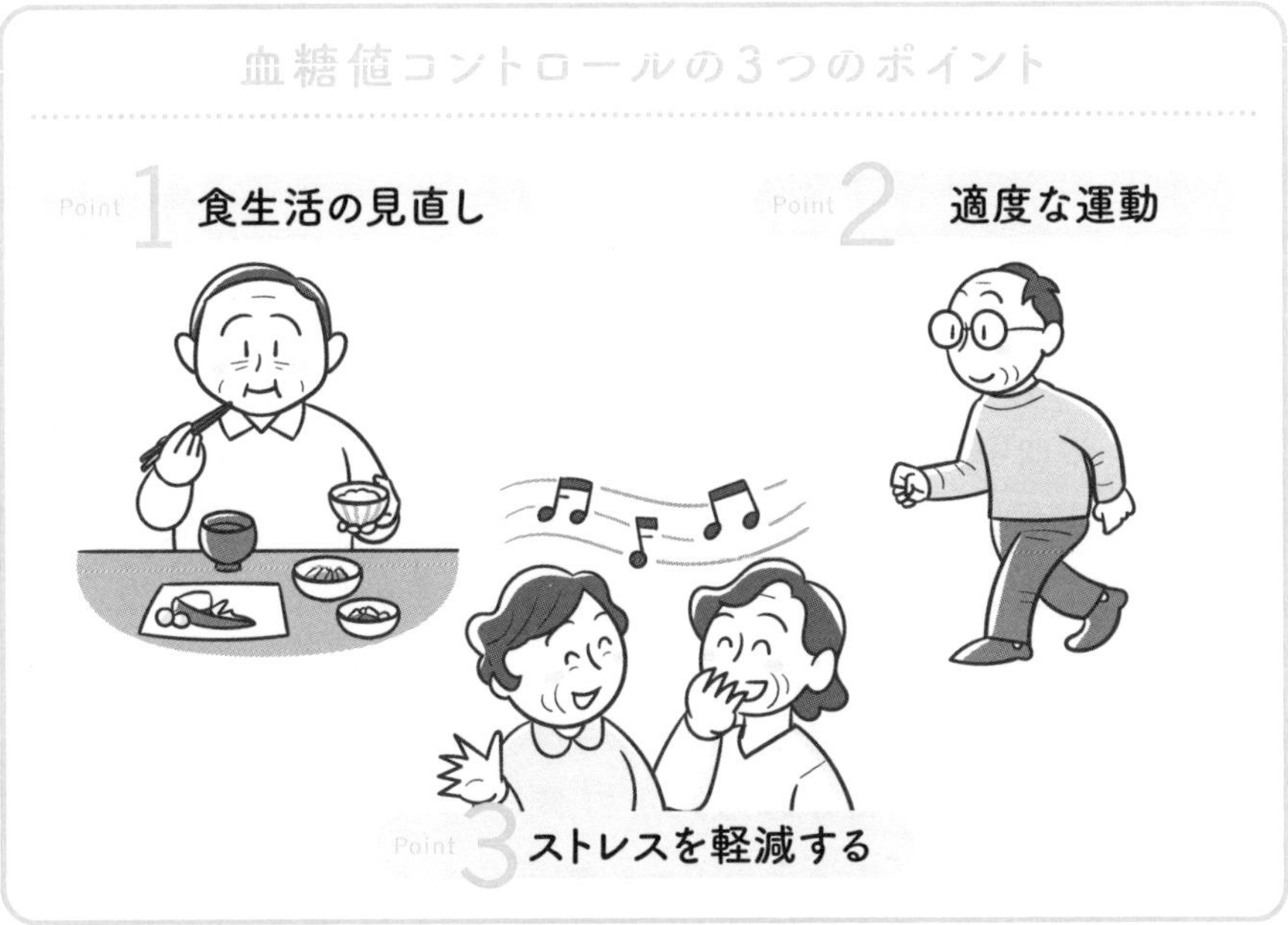

Column

食事、運動、ストレスの軽減。がんばりすぎて、我慢や苦痛を伴ってしまうと、逆効果です。

そこで「置き替え」の発想を紹介します。食事なら、糖質を減らした分、たんぱく質を増やす。運動では、負荷の高いものではなく、ゆっくりとした散歩やラジオ体操、シニアヨガなどがおすすめです。また、ストレスの原因をつきとめ、やめられることならスパッとやめて、ほかの趣味と置き替えてみる。それならできそうな気がしてきませんか？

Column

インスリンは血糖値コントロールだけではなく長寿とも深く関係している

百寿者のみなさんにはさまざまな共通点がありますが、インスリンの血中濃度が低いこともその１つ。これは日頃から糖を摂取しすぎることなく、インスリンを必要としない生活を心がけているからです。百寿者のみなさんには糖尿病患者が少ないという調査データもあります。

有名人から２人、健康長寿のお手本を紹介しましょう。

とくに顕著な特徴がみられたのが、冒険家の三浦雄一郎さんのお父様で、プロスキーヤーの敬三さんです。敬三さんは、88歳でアルプス、99歳でモンブランを滑降し、101歳で亡くなる直前までスキーを続けていました。そのためにトレーニングはもちろんのこと、食事の管理にもとても熱心だったそうです。日本舞踊の師範をされている板橋光さんも身体を動かすことに熱心で、100歳を超えても日常的に稽古に励んでおられました。

２人のインスリンを調べてみると、血中濃度が低く保たれ、効きが良い状態をキープしていました。また、日頃からしっかり身体を動かす習慣があり、筋力や歩行能力、バランス機能も80代と同等の数値が出ました。食事やトレーニングによる健康管理に加えて、好きなことを積極的に続けて生きがいをもち続けていたことも長寿の秘訣《ひけつ》でしょう。健康長寿を実現したとても良いお手本です。

第2章

血糖値を上げない！高齢者のための食事術

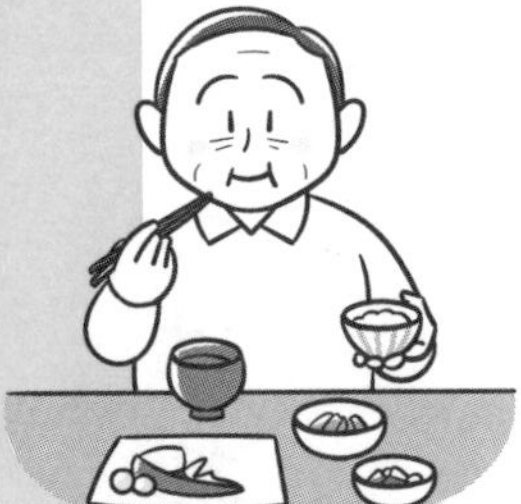

Section
17
食べ方と食べるものに気をつければ血糖値をコントロールできる

血糖値を急激に上げないようにすること、そして高い血糖値を適正値に戻すことが、血糖値コントロールの目的です。そのためには、**正しい食事**が不可欠。正しい食事は**血糖値の乱高下や高血糖による膵臓の疲弊、血管へのダメージなどを防ぎます。**

血糖値を急激に上げるのは食べたら**すぐに体に吸収されるもの**、つまり**糖質**です。糖質は、三大栄養素の1つである炭水化物の一部ですが、炭水化物はほかに食物繊維も含んでいます。食物繊維は体内に吸収されませんが、**糖質は吸収されます**。吸収された糖質の大部分は、体内でブドウ糖に分解されてエネルギーになります。

糖質には、私たちが日常的によく食べるごはんや麺類、いも類のようなでんぷん類、ブドウ糖や果物の果糖、お菓子などに大量に含まれる砂糖などがあり、**食後30分〜1時間で血糖値を急激に上げてしまいます**。一方、たんぱく質や脂質だと**食後6〜12時間かけてほんの少し血糖値が上がる程度**です。そのため、糖質を減らす食べ方や糖質の低い食べものを知ることが血糖値コントロールのポイントです。

とはいえ、糖質を完全に排除するのは難しいので、**血糖値が上がりづらい食べ方**を知っておくと良いでしょう。まずは**空腹時を避け、よく咀嚼する**こと。空腹だったりよく噛まないで飲み込んだりすると、身体は待っていましたとばかりに糖を吸収し、血糖値が上がってしまいます。

次の項目から、具体的な食べ方や食事術を紹介します。

糖質は炭水化物の一部

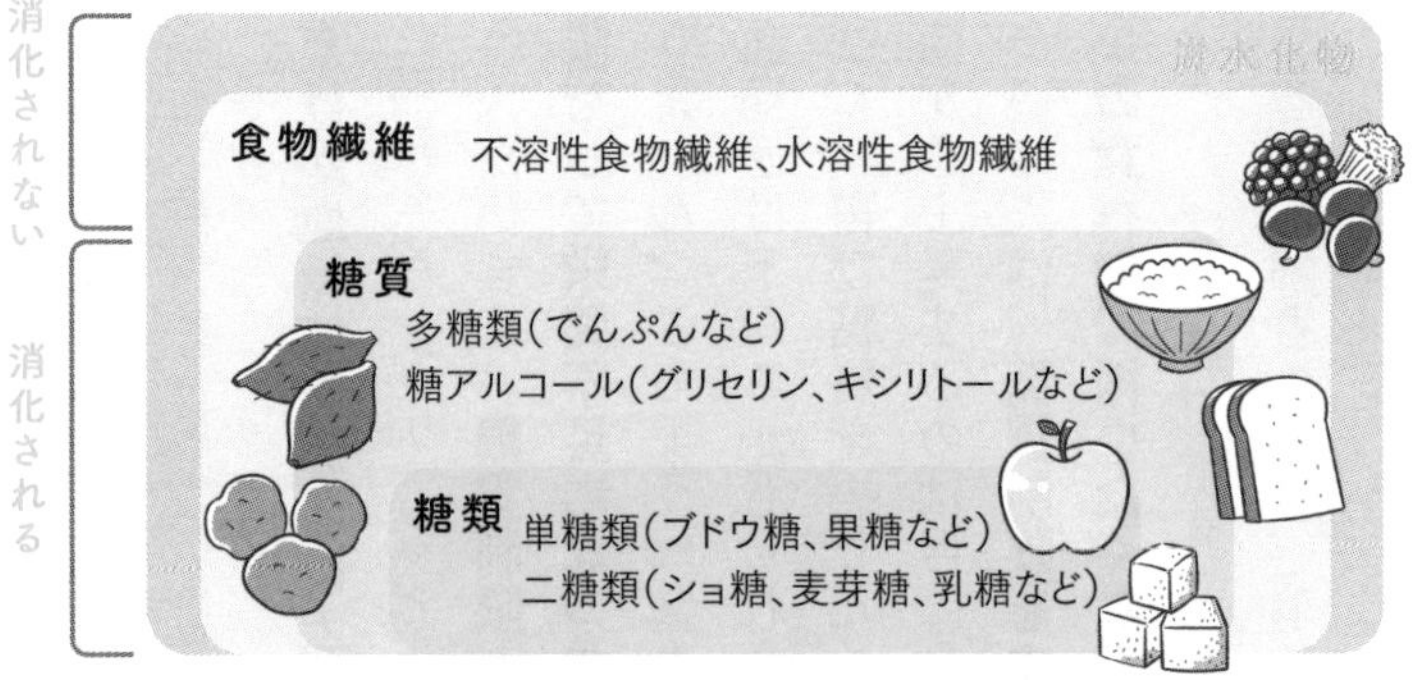

炭水化物には糖質と食物繊維が含まれています。消化酵素で分解されるものが糖質、分解されないものが食物繊維です。糖質はエネルギー源になりやすい栄養素で、ごはん、パン、麺類、いも類、果物、菓子類などに多く含まれます。分解され、体内に吸収されて血糖値を上げます。

三大栄養素で血糖値を上げるのは糖質だけ

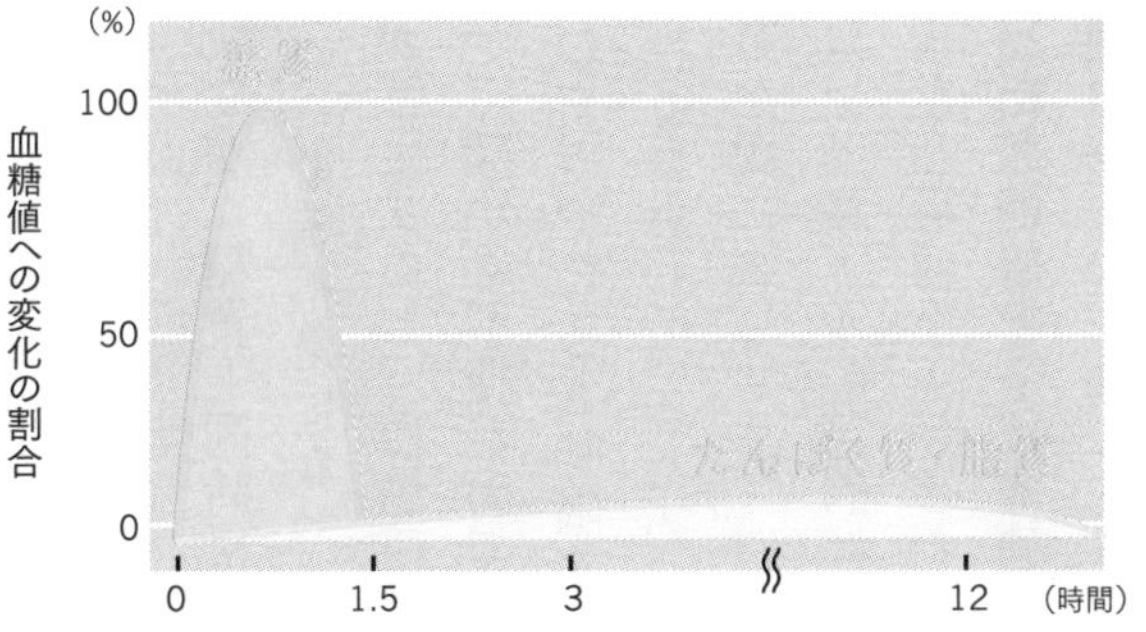

（Life With Diabetes:American Diabetes Association,2004）

食べたものが血糖に変わる速度は、ごはんやパン、麺類やいも類、糖類などの糖質が圧倒的に速いため、食後高血糖になりやすく、インスリンの分泌量も増えます。一方、たんぱく質・脂質は緩やかに吸収されます。

Section 18

どんなに身体に良くても摂りすぎはNG 栄養バランスが最優先

糖質だけが血糖値を急激に上げると聞くと、「一切、糖質を摂らない」などと、極端に走ってしまう人がいます。**糖質制限と同時に、カロリー制限をして栄養不足になってしまう**人も少なくありません。このように食事が偏ると、一時的に血糖値は下がるかもしれませんが、長続きしません。再び糖質を摂りたくなり、かえって血糖値が急上昇するのは目に見えています。

たいていの人は、**糖質制限をすると制限した分をほかの食べ物で補いたくなる**ものです。その結果、たんぱく質や脂質の摂取量が増えます。ところが高齢者の場合、消化機能が低下しているため、脂質が多いものだと消化に時間がかかり、翌日胃がもたれることもあります。それを避けようとすると、今度は野菜ばかりの食生活になってしまいます。これは、一見、健康的に映りますが、糖質と同時にカロリーまで抑えてしまい、栄養不足になってしまっています。栄養が不足すると、血糖値は下がるかもしれませんが、ほかに不調が出てくる可能性もあります。むやみやたらと制限するのではなく、バランス良く栄養を摂るための食事が正しいと、考え方を変えましょう。

血糖値コントロールの目的は、減量ではありません。また血糖値を下げるだけでもありません。**上がった血糖値を下げて適正値を維持するのが血糖値コントロール**です。健康寿命を延ばすことにもつながりますので、栄養バランスを重視して食生活を考えてほしいと思います。肉も魚も卵も、野菜も海藻もバランス良く食べることが大切です。

　また、栄養面だけでなく、一日のうちにいつ、どれくらい摂るかも大切です。胃腸などの消化器のパフォーマンスは、体内時計の影響を受けて一日の中で変動します。**午前中は消化の準備がまだ整っていない時間帯**なので、必要以上に食べてしまうと胃腸に負担がかかるし、血糖値も急上昇しやすいのです。一方、**昼は消化能力が上がり、一日の中で最も活動的になる時間帯**です。栄養価の高い食事をしてエネルギーを補充しても消費できるので、しっかり食べましょう。逆に、**夜は取りこんだエネルギーをため込んでしまう時間帯で、インスリンの分泌も低下**します。軽めの食事がいいでしょう。

　朝昼晩、規則正しく食べるのが理想ではありますが、時間が来たから食べるのではなく、食べたいと思ったら食べるようにしましょう。逆にいうと、**食べたくなければ無理に食べることはありません**。

バランスの良い食事とは

主菜

肉、魚、卵、豆腐など、たんぱく質がメインのものを一品

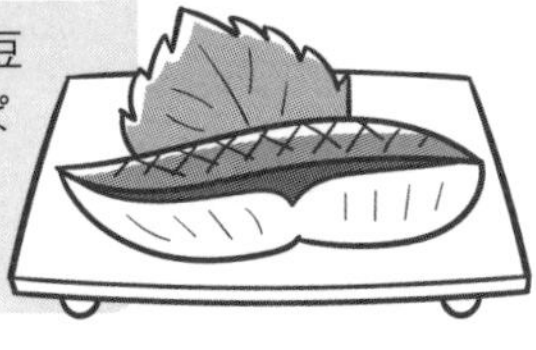

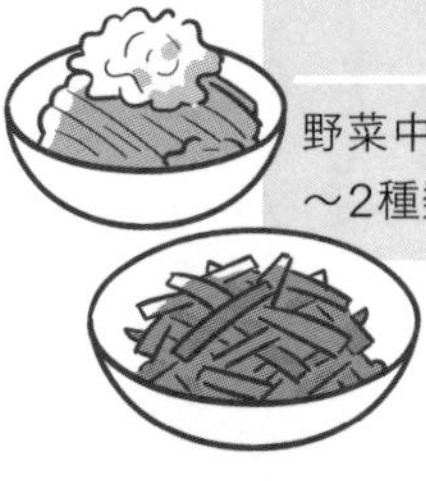

副菜

野菜中心の小鉢を1～2種類

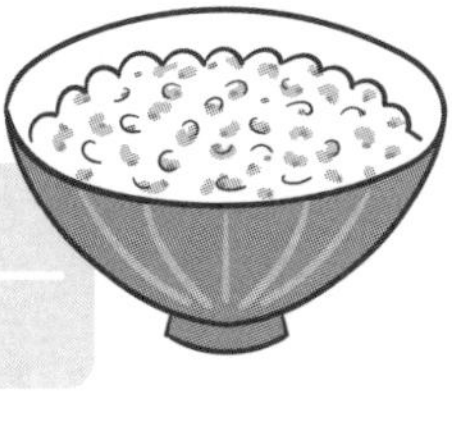

主食

玄米が理想的

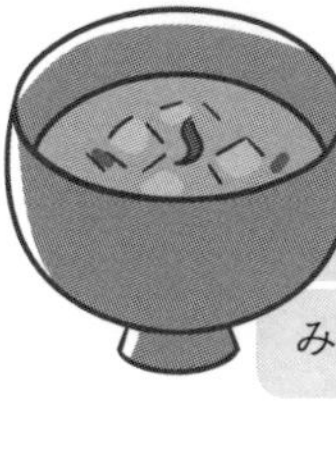

汁物

みそ汁、スープなど

Section

19

血糖値の上昇を緩やかにする4つの食べ方①

副菜を最初に食べて主食は最後

食習慣において、内容をすぐに変えるのは、案外難しいもの。そこでまずおすすめするのは、**食べる順番を見直す**ことです。

何から食べていいのか迷ったら、まずはおひたしやサラダなどの副菜から手をつけましょう。はじめに食べるのは、野菜やきのこ、海藻などの**食物繊維を多く含む食べ物が理想**だからです。食物繊維はしっかり噛む必要があるため満腹感を得られるうえ、人間の身体に取りこまれた必要以上の糖を吸収し、便として排出します。**血液中に余分なブドウ糖が流れるのを防ぐ、防波堤のような役割**をもっているため、血糖値の上昇を緩やかにしてくれるのです。

食物繊維を多く含む野菜の中でも、とくにごぼうは優秀です。100g中5gも食物繊維を含みます。泥をよく洗って落とし、できるだけ皮ごと食べるようにしましょう。

一方、いも類やかぼちゃは、繊維も多いけれど糖質も多いので要注意です。また、ドレッシングにも糖質を多く含むものがあります。ドレッシングをたっぷりとかけたサラダなどは、空腹時には避けましょう。

次に肉や魚などの主菜、そして汁ものを摂ります。ここまでで副菜、主菜、汁ものを10〜20分かけて食べてから、やっと主食です。すでに食物繊維とたんぱく質、汁ものを摂り、空腹感は収まっているので、主食を摂っても急激に血糖値が上がることはありません。また、この順番だと主食の摂りすぎ防止にもなり、結果的に糖質摂取量を抑えられます。

血糖値上昇を防ぐための食べる順番

1 副菜

小鉢やサラダなど。
野菜、きのこ類、
海藻類

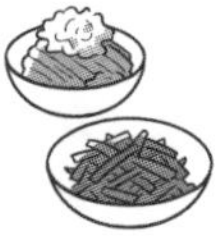

→

2 主菜

動物性たんぱく質や
植物性たんぱく質が
メインの食品

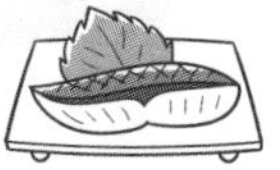

↓

3 汁もの

みそ汁やスープ。
胃を温めて炭水化物
の摂取量を抑える

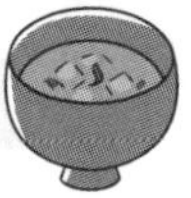

↓

4 主食

玄米がおすすめ

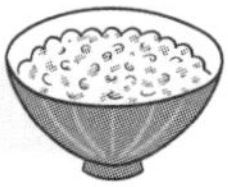

食物繊維が多く含まれたものを最初に食べて糖の吸収をブロック。その後主菜や汁ものを摂り空腹感がなくなってから主食を摂ります。

▶ 糖質が多い食品

食パン(6枚切り1枚)	25.3g
ピザ生地(1枚100g)	48.8g
白米(100g)	35.6g
さつまいも(72g)	24.3g
豆大福(1つ190g)	43.7g
バナナ(1本200g)	43.2g
ぶどう(1房300g)	45.6g
いちごショートケーキ(1つ95g)	34.4g
どら焼き(1個70g)	39.2g
ヨーグルト(100g加糖)	11.9g
生ビール(1杯350ml)	10.9g

▶ 糖質が少ない食品

牛肩ロース肉(80g)	0.1g
豚バラ肉(50g)	0.1g
鶏もも肉(100g)	0.0g
あじの開き(1枚50g)	0.1g
塩鮭(1切れ80g)	0.1g
絹ごし豆腐(1丁300g)	3.3g
プロセスチーズ(20g)	0.3g
卵(1個50g)	0.2g
しめじ(1/3パック50g)	0.4g
わかめ(生10g)	0.2g

※可食部

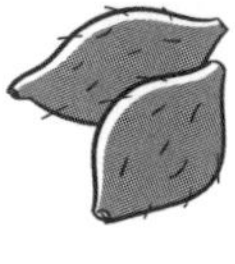

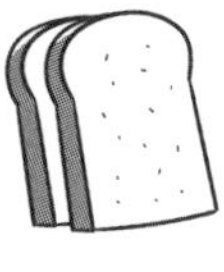

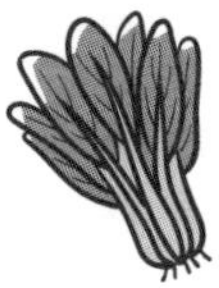

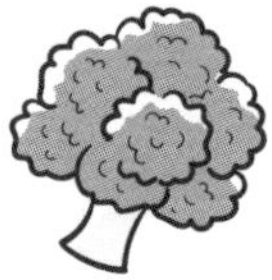

Section 20

腹八分目に留める

血糖値の上昇を緩やかにする4つの食べ方 2

満腹になるまで食べないと気が済まないとしたら、それは慢性的な食べすぎです。**食べる量が多ければ、比例して糖質の摂取量も多くなり、血糖値は上がりやすくなります。**食べすぎを抑えるには**1回の食事量を「腹八分目」**にすること。糖質の量も、無理なく減らせます。腹八分目とは、「もう少し食べられそうだけどそこそこお腹は膨れた」と感じる程度です。

まずはゆっくり食べることを意識しましょう。今までは30分で済ませていたのなら、プラス5分など、少しずつ時間を延ばすことを意識すると良いでしょう。時間をかけて食べることで、満腹中枢が刺激されて食べすぎ防止になります。

次にひと口食べたら箸を置くこと。次から次へと食べる早食いが抑えられ、その間、咀嚼する習慣が身につきます。

腹八分目は、血糖値の急激な上昇を抑えるだけでなく、アンチエイジングにも有効です。

2000年に、アメリカのマサチューセッツ工科大学で**「長寿遺伝子」「若返り遺伝子」などともよばれるサーチュイン遺伝子**が発見されました。**この遺伝子は空腹のときに活性化し、活性酸素を身体から取り除きます。**人間にとってどの程度の食事制限が適切かは研究途中ではありますが、仮に毎食腹十二分目まで食べた場合、一日を通してまったく空腹感を得られないでしょう。それよりは腹八分目に抑え、次の食事の前にはきちんと空腹を感じられるほうが、サーチュイン遺伝子が働き、アンチエイジングにも良いのは間違いありません。

腹八分目に留めるには

ひと口ごとに、必ず箸を置く

早食いの人は、食事中はほとんど箸を置くことはしません。箸を持ったままだと、次から次へと食べることができるからです。そこで、ひと口食べたら箸を置くようにしてみましょう。きちんと噛むくせがついて食べすぎ防止になります。

1人分の盛りつけにする

大皿盛りだと、「残したらもったいない」「つくった人に失礼」などと思ってしまい、食べすぎてしまう場合があります。そうならないように、1人分だけを盛りつけて「これで十分な量」と思って食べるようにしましょう。

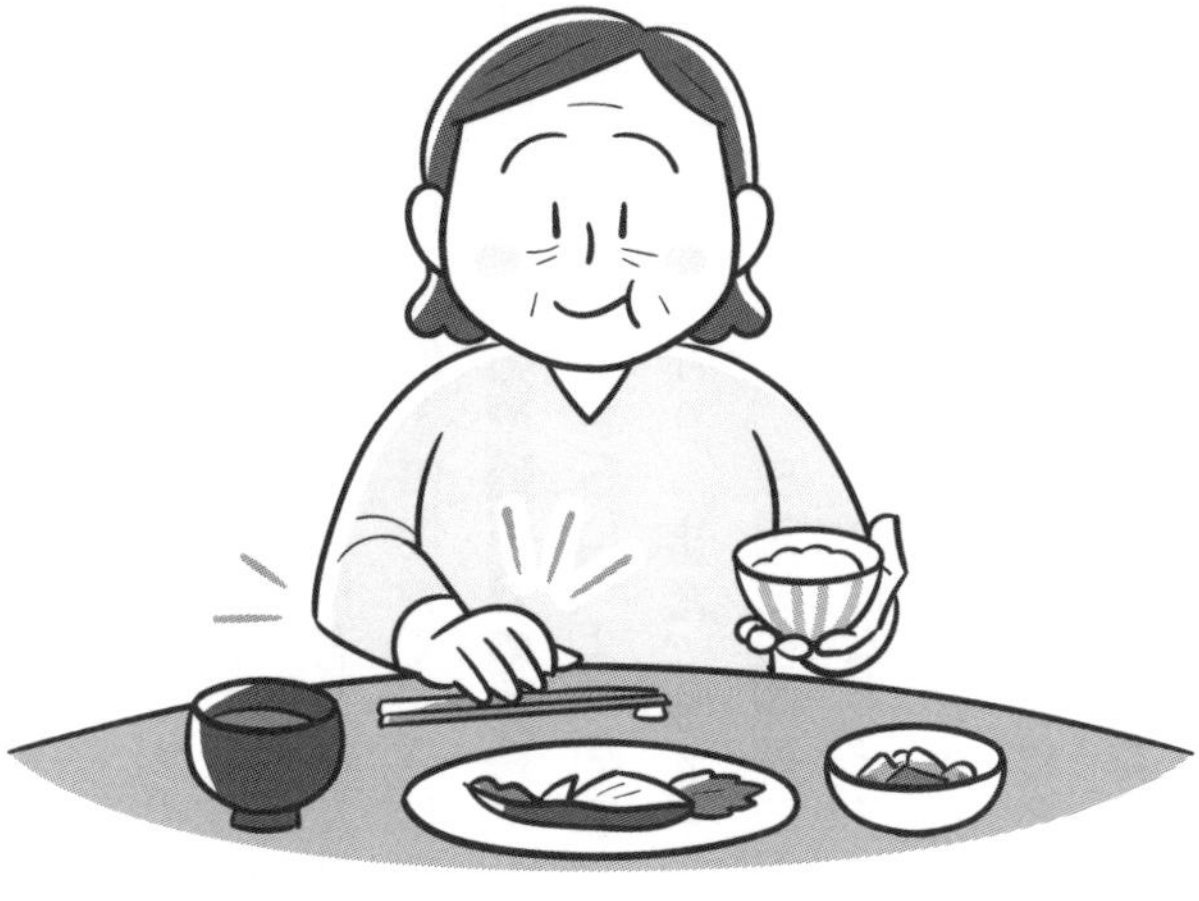

大きめに具材を切る

具材が大きいと、食べやすい大きさに噛み切ったり噛む回数が増えたりして、ゆっくり食べることができます。

野菜を硬めに調理する

少しだけ硬く調理しておきましょう。柔らかいものは流し込むように食べてしまうため、急激に吸収して血糖値の上昇につながります。

Section

21 よく噛む

血糖値の上昇を緩やかにする4つの食べ方 3

カレーにパスタ、うどん、ケーキなどのスイーツ……。現代人が好むのは柔らかいものが多く、**食事の際に噛む回数が少なくなっています**。これは、人間にとってあまり良いことではありません。よく噛むことは、消化を促したり肥満を防止したりするだけでなく、実は血糖値を上げないという効果もあるのです。

よく噛むと、小腸から**GLP-1**というホルモンが分泌されます。少し専門的になりますが、GLP-1とは、**インクレチンと総称される消化管ホルモンの一種**で、炭水化物が消化管に入ってくると分泌されます。このGLP-1の大切な役割の1つが、膵臓の中のランゲルハンス島β細胞でつくられるインスリンの分泌を促進すること。インスリンの分泌促進は、血糖値の抑制につながります。

高齢者にとってよく噛むことは、血糖値コントロールに有益なだけではありません。筋力の低下に伴ってどうしても落ちてきてしまう**咀嚼力や嚥下力の維持**にもつながります。

さらに、よく噛むと栄養の吸収がスムーズになり、また、唾液の分泌も促します。そのため、虫歯や歯周病の予防にもなり、歯を維持できるようになります。**歯を維持できれば、固形物を食べることができます**。

また、よく噛むと**満腹中枢が刺激されて食べすぎの防止**にもなります。食べたものを細かくすることで胃への負担も軽減でき、ゆっくり消化することで吸収のスピードを遅らせることができ、肥満防止にもなります。

よく噛む食事のメリット

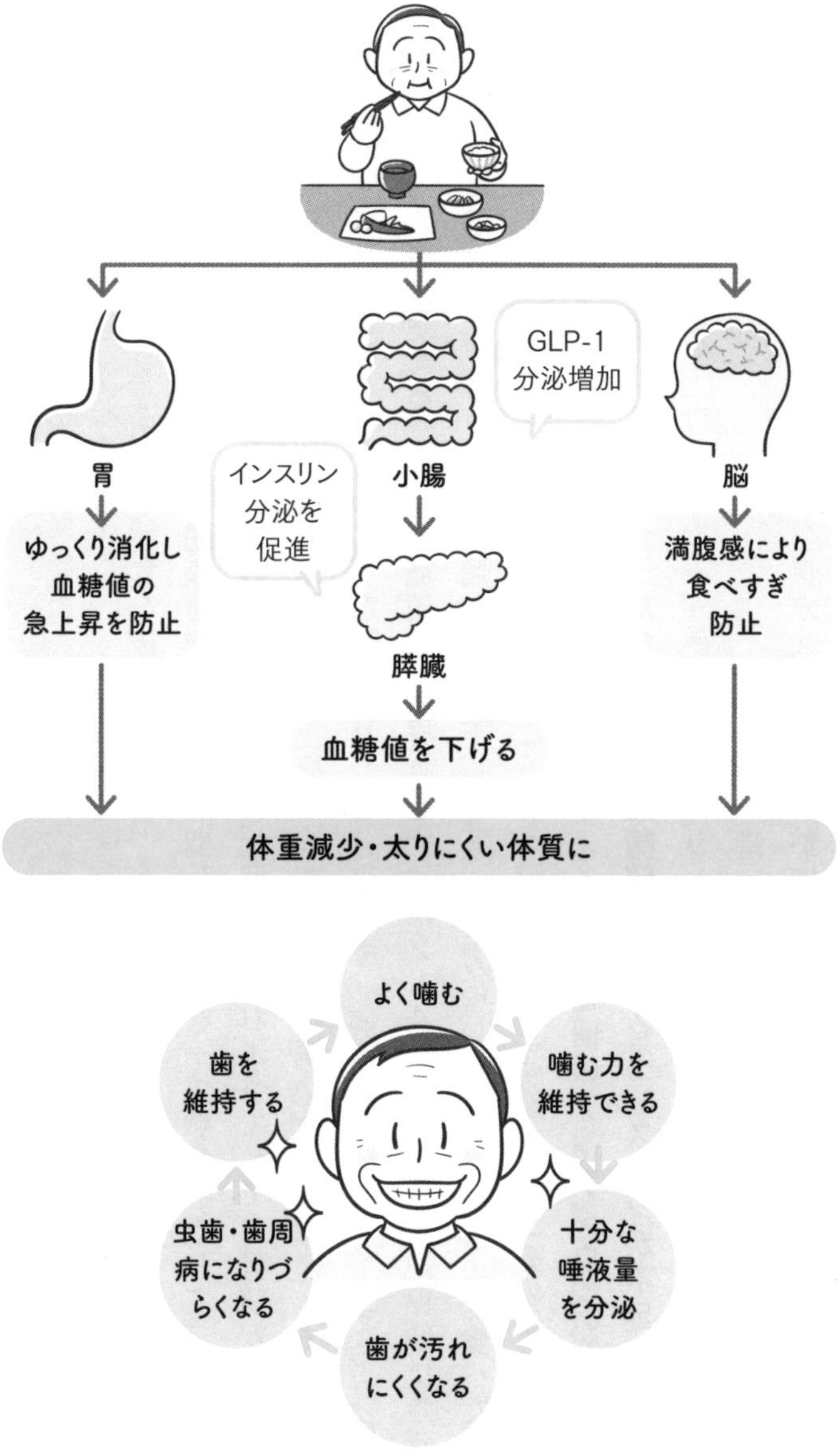

Section
22

血糖値の上昇を緩やかにする4つの食べ方 4

朝食は抜かない

血糖値コントロールを行ううえで、朝食を抜くことはあまりおすすめできません。**朝食を抜いてしまうと、前の日の夕食から次の日の昼食まで、長時間、何も食べていない空腹の時間が続きます。**人間の身体はよくできていて、空腹の時間が長いと、飢餓に耐えるために血糖値を上げるホルモンを分泌します。これは人類が長い歴史の中で飢餓と闘ってきたことと関係しています。昔の人類は、常には満足に栄養を得られない状態で、低血糖に陥ることが多かったため、必要に応じて血糖値を上げるしくみが備わったのです。

さて、朝食を抜いて、昼前に身体が空腹の状態になると、わずかなエネルギーでも生命を維持できるように代謝を下げ、低燃費の状態となります。そこに昼食が入ると、吸収率を高めようと摂取した糖質を一生懸命吸収してブドウ糖に変え、血液に入れようとして血糖値が急激に上昇します。これに驚いた膵臓は慌ててインスリンを分泌して、適正値に戻そうとするため、昼食を摂った2～4時間後には、血糖値は急降下します。「夕方に、無性に甘いものが食べたくなる」という人がいますが、これがその理由です。

このように**血糖値のアップダウンが激しいと、血糖値を下げるインスリンが不足**します。インスリンが不足すると、脳が糖質を欲してしまい、常に糖質が過剰な状態になります。また、高齢になるとインスリンが不足したり効きが悪くなったりするため、血糖値が下がらずに高血糖のままになることもあります。

朝食を抜くとこんな悪影響が！

やる気や集中力の低下

糖質は、分解されるとブドウ糖になります。これは脳が働くエネルギー源。朝食を抜くとブドウ糖不足で、脳のエネルギーも不足状態になります。倦怠感を覚えたり集中力が発揮できなかったり、イライラしたりすることもあります。

体内時計をリセットできない

人間の身体の中に備わっている体内時計は1日25時間周期で回っていて、1日24時間の地球のリズムと1時間のずれがあります。このずれをリセットしてくれるのが朝食です。朝食を抜いてしまうと、体内時計のリセットがうまくいかず生活リズムを崩しやすくなり、体調不良になることがあります。

便秘になりやすい

朝食を摂ると、消化・吸収の活動が始まって胃腸が動き出し、排便が促されます。逆に、朝食を抜くと排便のリズムが崩れて、便秘の原因になります。

体温が低くなる

睡眠中は体温が低く、朝になり目覚めると徐々に体温が上がります。その手助けをしてくれるのは朝食です。食事を摂ると身体が熱を発して体温が上がりますが、体温が上がらないと免疫機能の低下や血液循環悪化などが起こり、体調不良の原因になります。

血糖値の変動

糖尿病の人は常に血糖値が高く、健康な人は低いところで安定します。欠食をしたり、糖質を摂りすぎたりすると、血糖値が乱高下するか高い状態が続きます。

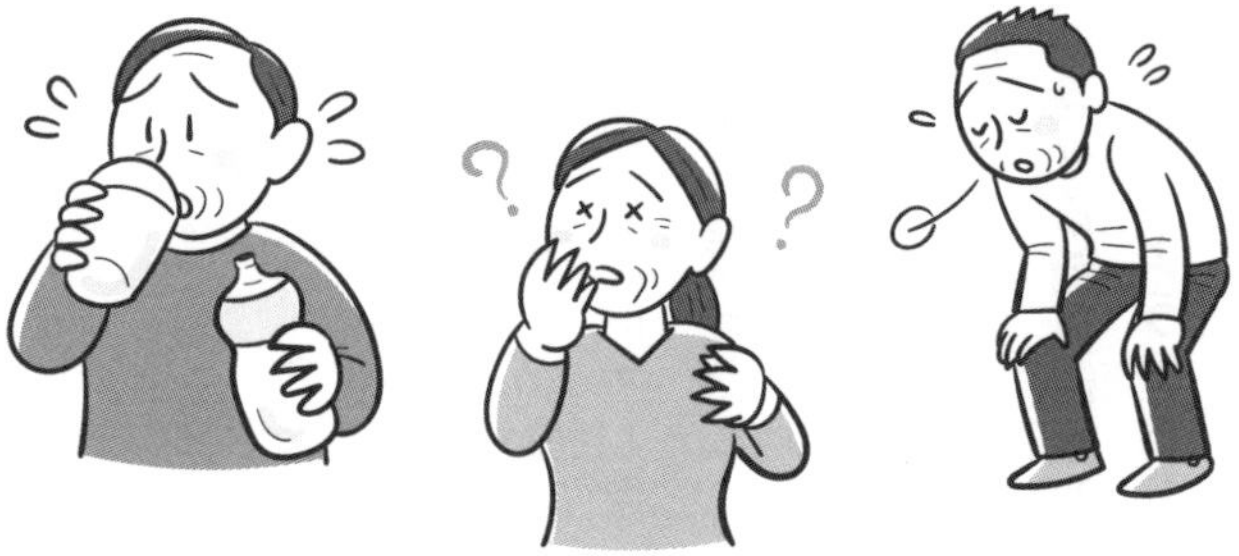

Section

23

脳や身体のエネルギー源になるのは糖質だけではない！

運動するにも脳を使うにも、エネルギーが必要です。こうした日常活動のエネルギーは、ごはんやパンといった糖質の多い炭水化物でしかつくれないと思っている人も多いと思います。しかし、エネルギー源になるのは炭水化物だけではありません。**炭水化物と合わせて三大栄養素といわれるたんぱく質や脂質も、エネルギー源になります。**

まず、炭水化物から見ていきましょう。炭水化物に含まれる糖質は、体内で結合してグリコーゲンとなって蓄えられ、それが細胞質内でエネルギー産生を行います。これが**第1の回路「解糖系」**です。

ところが、炭水化物から摂ったエネルギーは、通常3～4時間で使いきってしまいます。エネルギーがなくなると、たんぱく質をアミノ酸に分解してグルコース（ブドウ糖）をつくり、それをエネルギーとします。これが**「糖新生」と呼ばれる第2の回路**です。

そして、脂肪酸からアセチルCoaが生まれる過程でつくられるケトン体をエネルギー源にするのが、**第3の回路「ケトン体回路」**です。ケトン体回路は、ほかの2つの回路と違って**糖を材料としない**ので、血糖値が上がらずインスリンをムダに分泌することもありません。

意図的に**ブドウ糖を枯渇させる糖質制限を行うと、ケトン体回路が使われるようになります**。血糖値を上げずに、身体や脳を動かすエネルギーをつくることができる、最も理想的なエネルギー代謝の回路です。

エネルギーを産生する3つの回路

第1の回路
解糖系

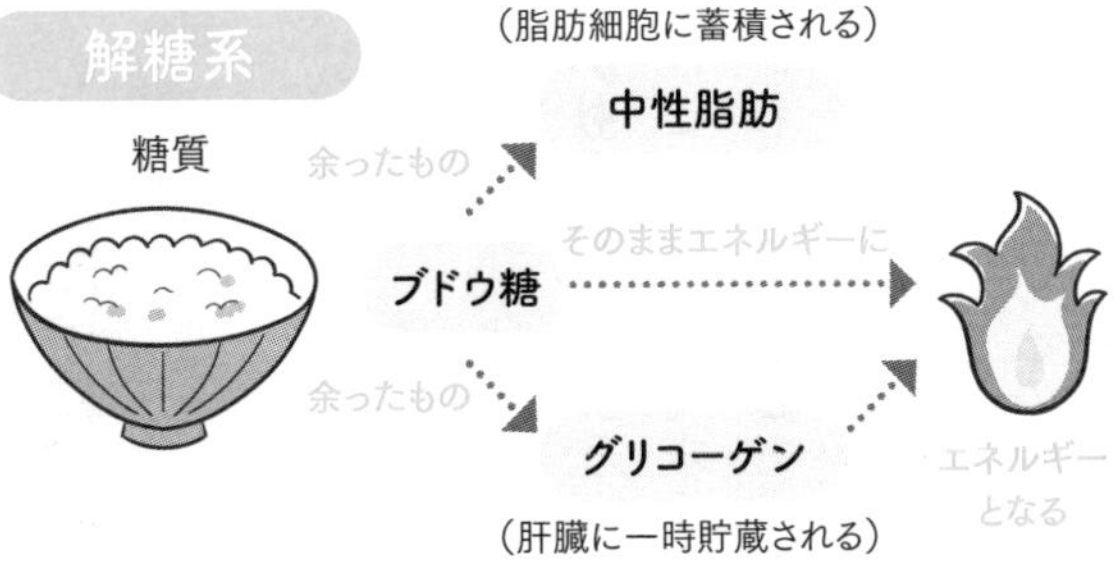

食べ物から摂取した糖質（ブドウ糖）をエネルギーに変換する回路。解糖系で生み出されたのち使いきれずに余ったエネルギーは、「グリコーゲン」という形で肝臓に蓄えられます。

第2の回路
糖新生

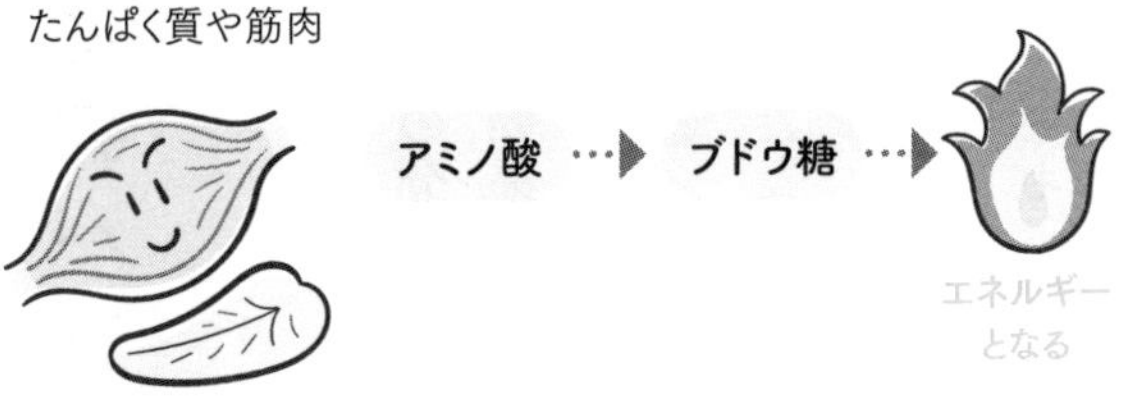

体内の糖質（ブドウ糖）が枯渇すると、働き出す非常システムが第2の回路「糖新生」。筋肉中のたんぱく質をアミノ酸に分解してブドウ糖をつくり、それをエネルギーに変換します。

第3の回路
ケトン体回路

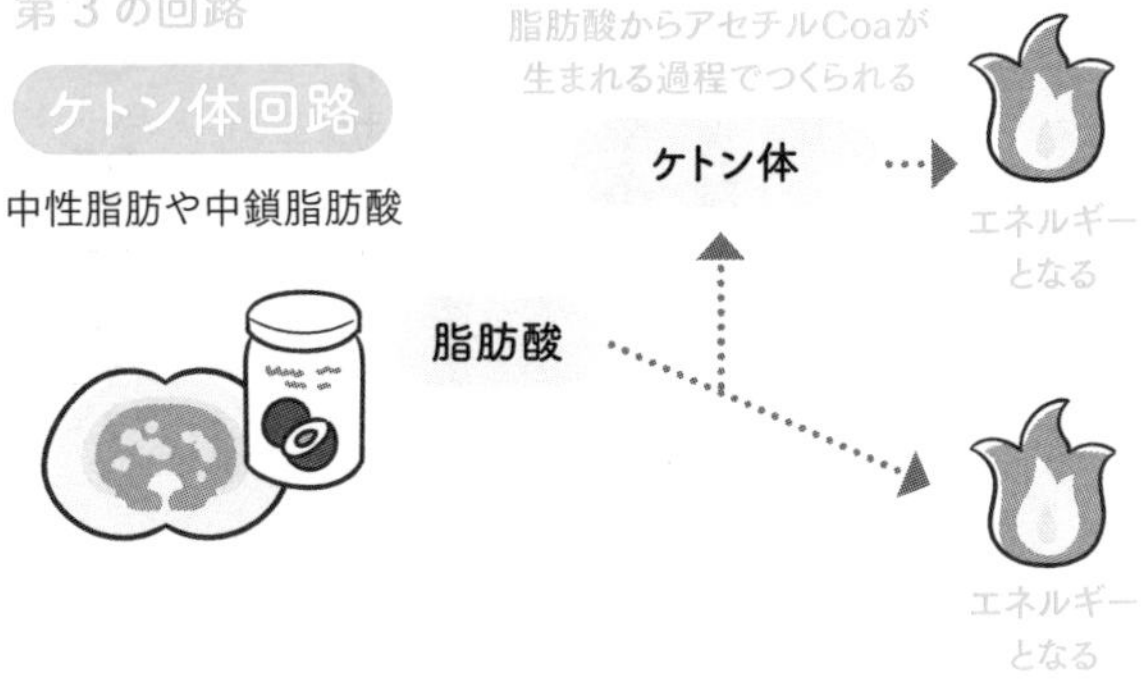

ブドウ糖が不足した状態が続き、エネルギーを生み出せなくなると、身体は「ケトン体回路」にシフトし、脂肪を燃焼します。脂質を分解した脂肪酸と、脂肪酸からアセチルCoaが生まれる過程でつくられるケトン体をエネルギーとして使います。

Section

24

主食は白米や小麦粉は控えて「玄米」「全粒粉のパン」などを選ぶ

糖質制限成功のカギは、主食の選び方です。米なら白米より玄米、パンなら真っ白なふかふかのパンより全粒粉のパンというように、**精製されていないもの**を選ぶようにしましょう。玄米や全粒粉はビタミン、ミネラル、食物繊維を多く含んだいわゆる**完全食**で、おすすめです。

また、精製されていないものは、血糖値を上げるスピードが緩やかです。そのうえ、消化しづらいという特徴があるので、よく噛むようになり、その点からも、**糖質の吸収や血糖値が上がるスピードを緩やかにしてくれます**。

琉球大学の研究グループは、「玄米に含まれる米ぬかの成分、γ-オリザノールが**食欲をつかさどる視床下部**に働きかけ、ジャンクフードなど高脂質食品に対する欲求を抑える」と発表しました。また**γ-オリザノールはインスリンの分泌を促進するので、血糖値を下げるのにも効果的**であるという報告もされています。

一方、**精製された白米や小麦粉のパンはビタミンやミネラルなどをそぎ落としたもの**です。ただし、胃腸の調子が悪いときなどは、精製された食品を摂ることで、消化の負担を軽減することができます。体調に合わせて食品を選ぶことも、健康管理をするうえでは重要です。

また、どうしても食べたいものがあったら、少量と決めて食べてください。我慢した反動からたくさん食べてしまうと、急激に血糖値が上がるので最も良くありません。完全に断つのではなく、量や回数を制限して、調整しましょう。

白米と玄米の違い

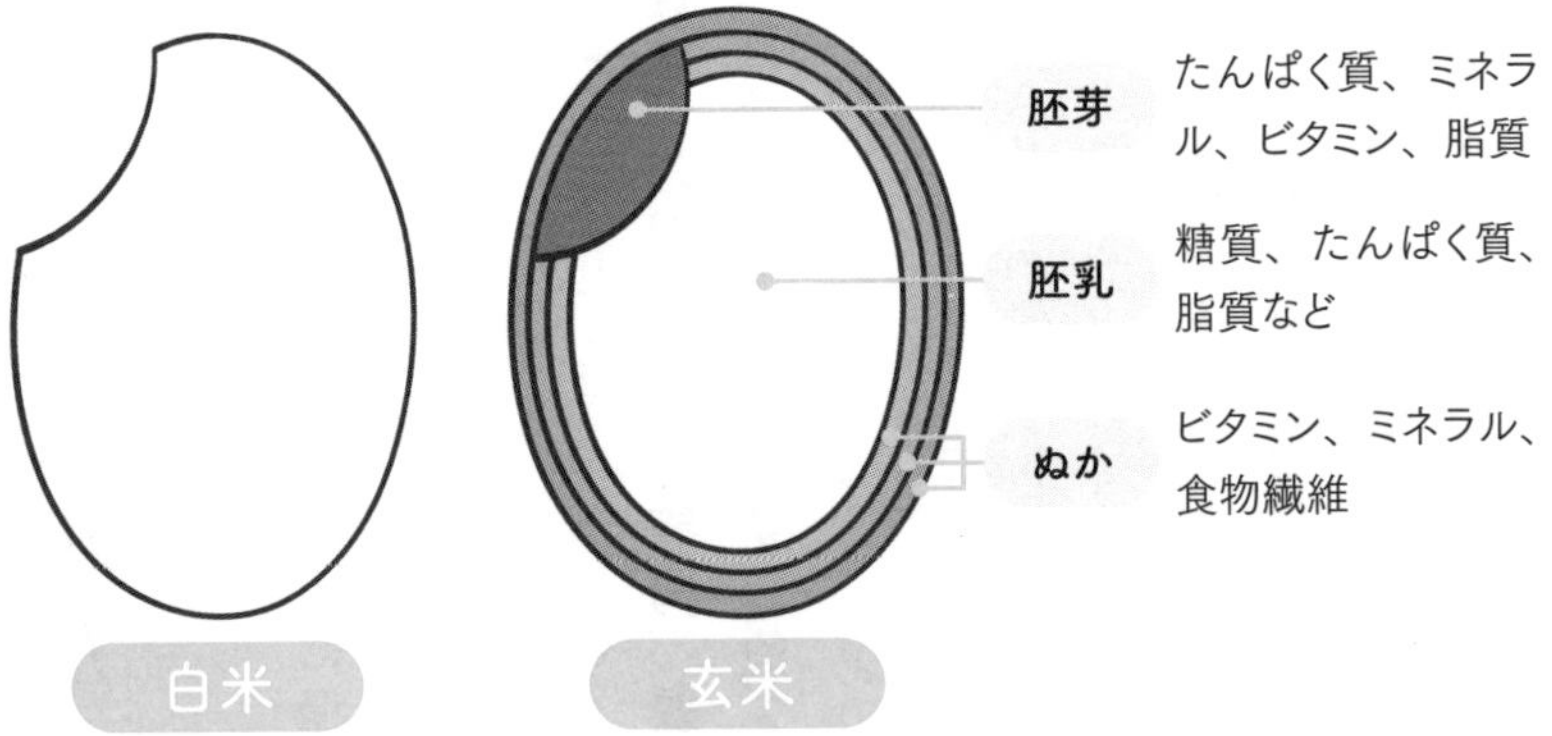

玄米は、稲のもみ殻（外皮）だけを取った状態、白米はぬかと胚芽も取り除かれた状態。玄米と白米とではカロリーはほぼ同じですが、ぬかと胚芽に多く栄養が含まれているため、栄養価に大きな差が出ます。

Column

よく噛むことはなぜ身体に良いのか

よく噛んでゆっくり食べることのメリットは、満腹中枢が刺激されやすいということです。

お腹がいっぱいになったと脳が指令を出すまでには、ある程度の時間がかかります。食べ物をよく噛まずに飲み込んでしまうと、満腹だと指令が来る前にどんどん流し込むため、食べすぎになってしまうのです。

ゆっくり噛んで飲み込み、次のひと口までいったん箸を置く。そうすることで、満腹中枢に刺激が伝わりやすくなります。

Section

25

主菜は動物性と植物性のダブルたんぱく質がおすすめ

血糖値コントロールのために糖質を減らすと、その分、たんぱく質や脂質を多く摂ることになります。そのため、太るのではと心配される方もいるかと思いますが、大丈夫です。**たんぱく質は、細胞や皮膚、筋肉、髪の毛、爪といった身体のパーツをつくる材料として非常に大切**で、脂肪を増やすものではありません。たんぱく質をしっかり摂取して筋肉量を維持すれば、インスリンの働きが良くなり、フレイルの防止、認知症の予防にもつながります。

逆に、**糖質制限と併せてたんぱく質や脂質まで減らしてしまうと、栄養不足になります**。栄養不足の指標となるのは**「血清アルブミン値」**です。血清アルブミンとは血液中を流れるたんぱく質のことで、たんぱく質全体の約50～60%を占めます。食事から吸収したたんぱく質でつくられる**アルブミンの正常値は約4～5g／dL。3・8g／dL以下になると栄養不足**です。60歳以降、加齢とともに減少しますが、肉や魚を多く摂る食事で補うことができます。

たんぱく質摂取のポイントは、**動物性と植物性の両方を摂る**こと。東フィンランド大学が行った中高年の男性２６４１人を対象にした調査で、動物性の摂取量が多かったグループは、動物性と植物性をバランス良く摂取していたグループに比べて、死亡率が23%も高かったという結果が出ました。**健康寿命を延ばすためにも、動物性と植物性の同時摂取が大切**なことがわかります。**たんぱく質は高齢になるほど、積極的に摂ってほしい栄養素**です。

動物性＋植物性たんぱく質の一例

サラダ　アボカドとエビのサラダ

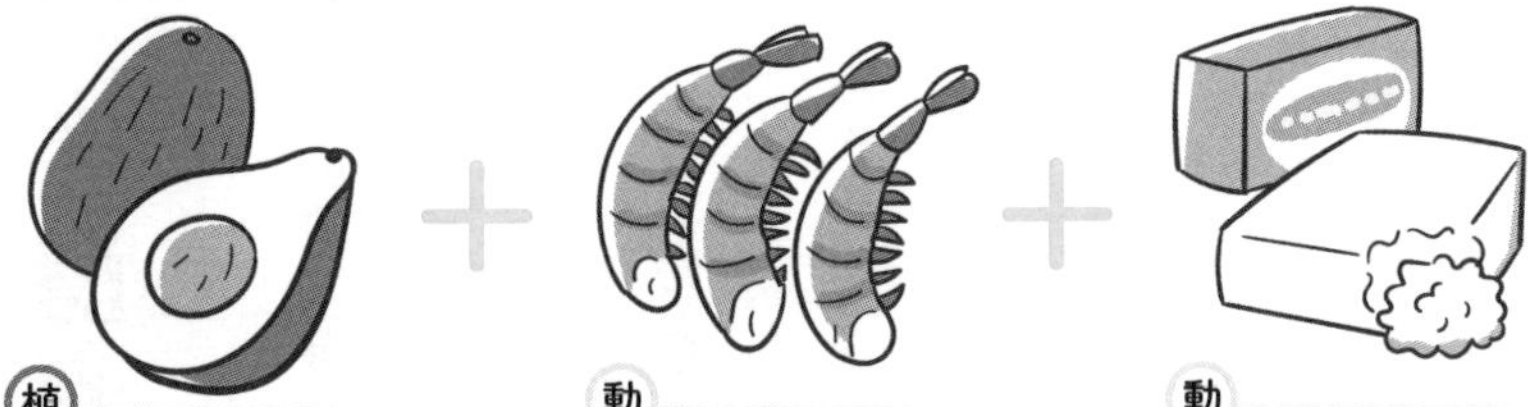

植 アボカド ＋ 動 エビ ＋ 動 クリームチーズ

小鉢　サーモンとくるみのクリームチーズ和え

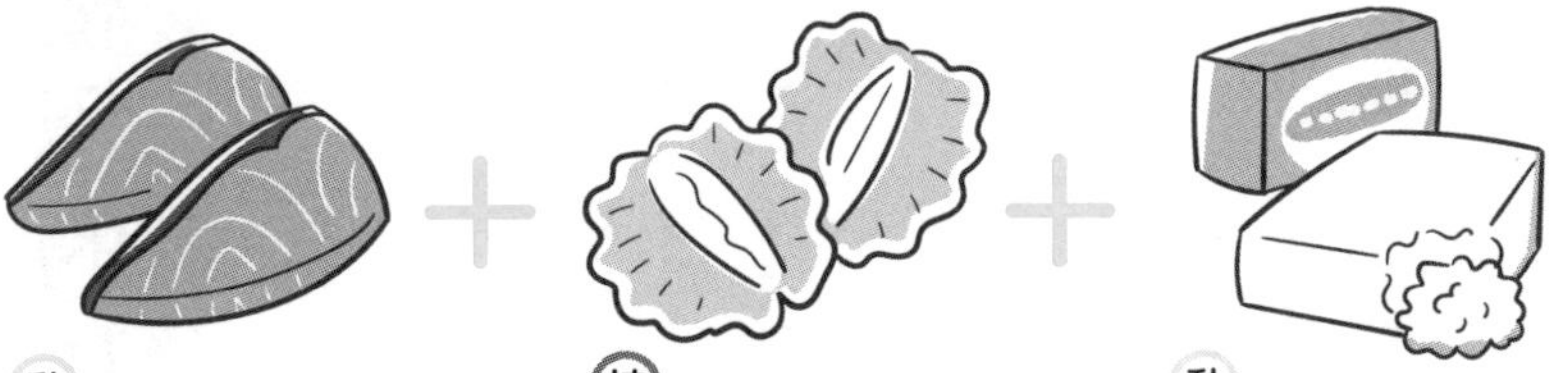

動 サーモン ＋ 植 くるみ ＋ 動 クリームチーズ

メイン　豆腐ハンバーグ

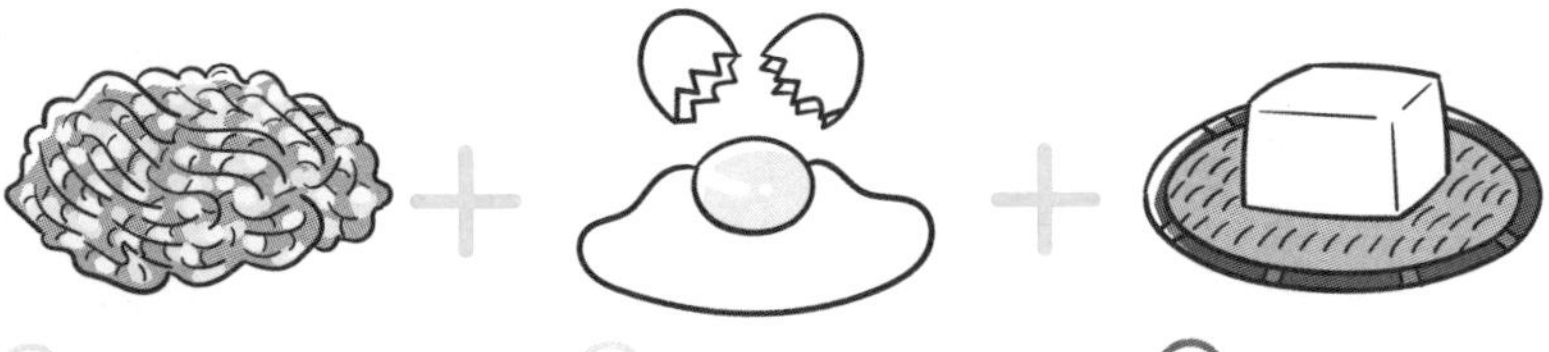

動 牛ひき肉 ＋ 動 卵 ＋ 植 豆腐

Section

26

汁ものはみそ汁が優秀 発酵食品を積極的に摂る

発酵食品が腸内環境を整えることは、ご存じの方も多いと思いますが、血糖値コントロールにも実は有効です。

発酵食品に含まれる微生物には、食べ物に含まれる**糖を、アルコールと炭酸ガスに分解する働き**のあるものがあります。つまり、糖を摂取しても、吸収される前に分解されてしまうため、体内に吸収されません。糖質の多い食品を、発酵食品が低糖質食材に変換してくれるのです。**糖質が多い食品を摂るときは、発酵食品も一緒に摂る**ことを心がけると良いでしょう。

発酵食品には食べもの、飲みもの、調味料があります。自分の食生活に取りいれやすいものを選び、積極的に摂るようにしましょう。

手軽なところで取りいれてほしいのがみそ汁です。理想をいえばしょうゆやみそを手づくりするのが良いのですが、手間がかかるのでなかなか難しいかもしれません。市販品を購入する場合は、みそは原材料が米か麦、大豆、塩の3つだけを使った発酵を抑えていない、発酵菌が生きているものを選ぶように心がけてください。また、しょうゆは、麦と大豆と塩だけで醸造されたものを選ぶようにしましょう。

発酵食品は、**栄養素を分解して身体に吸収**しやすくします。**分解された栄養素は新たな効能をもちます。**また、発酵食品に含まれる**微生物の働きにより新たな栄養素を生み出し、食品の毒性が下がります。**健康や長寿にも欠かせない食材の1つです。

発酵食品のいろいろ

1 発酵食品

納豆、漬けもの、かつおぶし、生ハム、サラミ、チーズ、パン、ヨーグルト、チョコレート、キムチ、発酵バター、アンチョビ

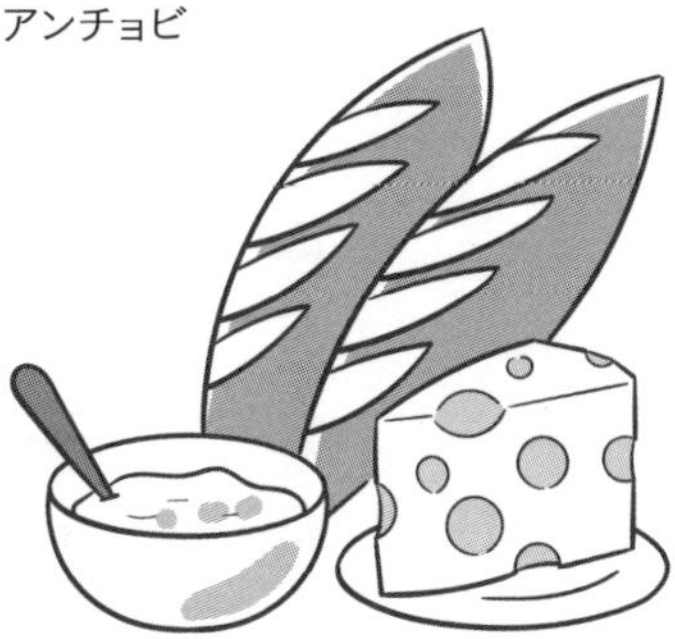

2 発酵飲料

日本酒、ビール、ワイン、焼酎、泡盛、甘酒、紅茶、プーアル茶など

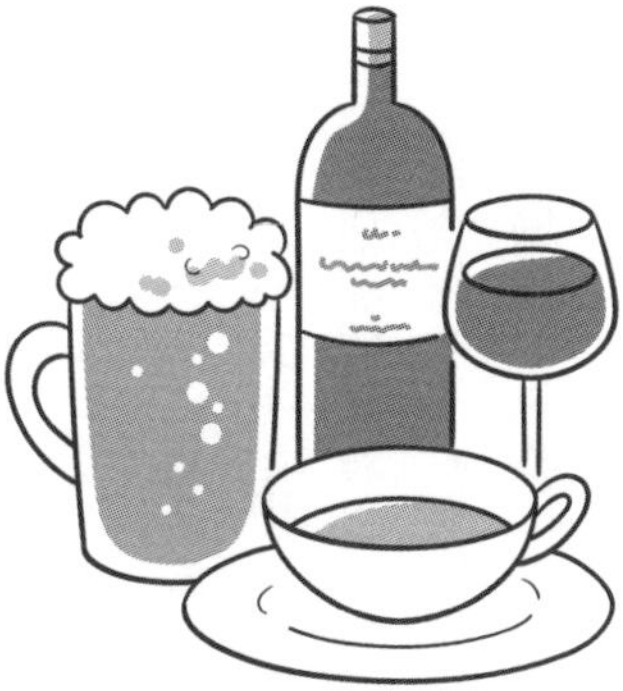

3 発酵調味料

しょうゆ、みそ、酢、みりん、ナンプラー、塩麹《しおこうじ》、しょうゆ麹、酒粕《さけかす》、かんずり、バルサミコ酢、豆板 醤《とうばんじゃん》

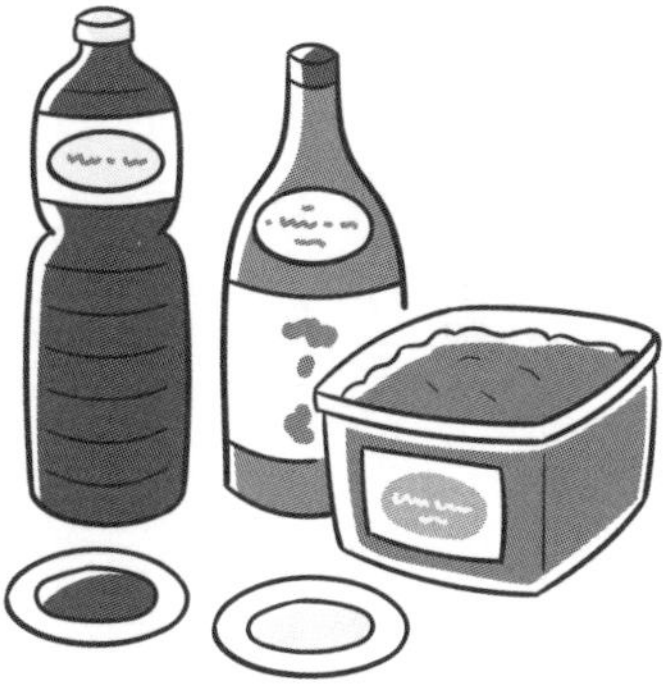

4 日本各地の発酵食品

いぶりがっこ（秋田）、くさや（東京・伊豆諸島）、なれ寿司（滋賀、岐阜、和歌山など）、かぶら寿司（石川）、へしこ（福井）など

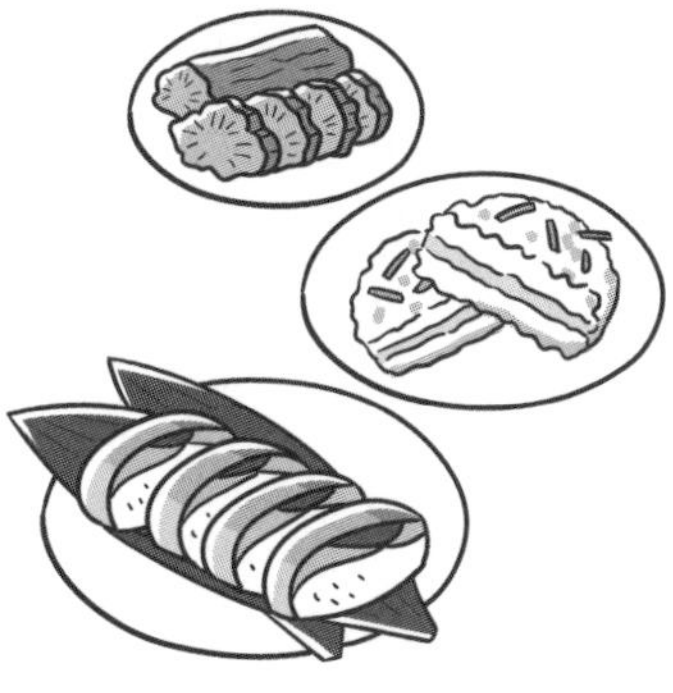

Section

27

「副菜」は食物繊維の量と低GI値を意識する

最初に食べるべき副菜は、**ぬるぬる、ねばねばしたもの**であれば、なおおすすめ。納豆やオクラ、モロヘイヤ、山いも、里いも、れんこん、なめこ、海藻類が代表的なもので、これらを使った一品を用意します。

ねばねばは**ムチレージ**という成分で、**糖質を包みこんで吸収を抑える**性質があります。そのため、血糖値の急上昇を抑えられるのです。

こうした食材はとくに朝に摂ることをおすすめします。朝は、前日の夜から食事を摂っておらず空腹の状態。そのため血糖値は急上昇しやすくなりますが、ねばねば食材でそれを抑えれば、昼食後や夕食後でも血糖値が急激に上がることはありません。

また、副菜に限らず、**GI値の低い食材**も意識すると良いでしょう。GI値とはグリセミック・インデックス（Glycemic Index）の略で、**食後血糖値の上昇度を示す指数**です。GI値が高い食材を食べると血糖値が急上昇しますが、低い食材だと緩やかになります。

GI値が低い食材には、トマトやブロッコリー、さつまいも、いちごやりんご、ヨーグルトなど入手しやすいものがたくさんあります。ねばねばした副菜とともに、朝食に取りいれるようにしましょう。

精製された穀物を使っている白米や餅、食パンなど、GI値の高いものには注意が必要ですが、GI値が低いものだけを食べていれば良いというわけでもありません。何事もバランスが大切。極端に走らないことです。

ねばねば食材調理例

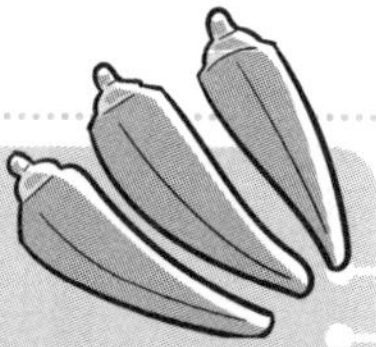

オクラと長いもの梅肉おかか和え

材料

オクラ…1パック
長いも…100g
梅干し…1個
かつおぶし…2.5g
塩…小さじ1

つくり方

1 オクラはがくを取り、板ずりして、塩水を沸騰させて2～3分ゆでる
2 1を刻み、長いもは正方形に切る
3 梅干しの種を取って包丁の背で叩く
4 1～3をボウルに入れ、かつおぶしを和える

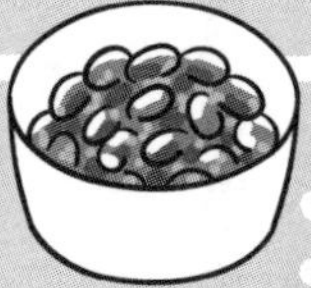

かつおとめかぶ納豆和え

材料

めかぶ…40g
納豆…1パック
かつおの刺し身（さく、またはぶつ切り）…100g
しょうゆ…小さじ1
練りからし…お好みで

つくり方

1 めかぶと納豆を混ぜ合わせて、めかぶ納豆をつくる
2 かつおはキッチンペーパーで押さえて水気を取る
3 ボウルにしょうゆと練りからしを混ぜ合わせ、1と2を和える

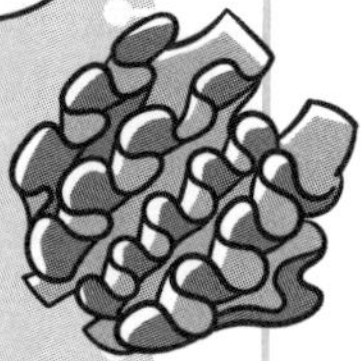

オクラと長いものぬか漬け

材料

オクラ…1パック
長いも…100～300g
ぬか床（発酵させたもの）

つくり方

1 オクラはがくを取り、板ずりして、塩水を沸騰させて2～3分ゆでる
2 長いもは皮をむかずにひげを取り、ぬか床に入る大きさに切る
3 1と2をぬか床で1～2日漬ける（冷蔵庫なら少し長めに。浅漬け～しっかりなど、お好みで時間を調整する）

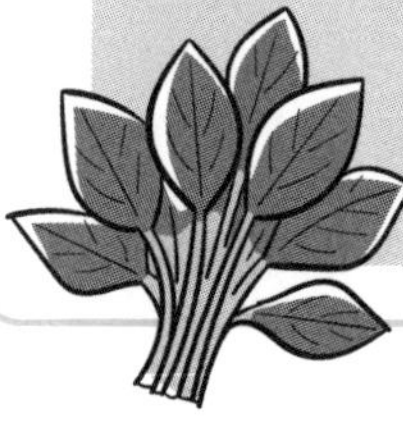

Section

28

脂質をエネルギー源にするには あぶら選びがカギ

糖質を減らして、脂質をエネルギー源にするためにはあぶらの選び方が重要です。

あぶらには常温で固体の「脂（fat）」と、常温で液体の「油（oil）」があります。「脂」の主な成分は「飽和脂肪酸《ほうわしぼうさん》」で、肉やバター、ラードなど動物由来の脂質や、パーム油、ココナッツオイル、MTCオイルなど植物由来のものも含まれます。**加熱に向いている**ので、炒めものに使うといいでしょう。さらに、「飽和脂肪酸」は炭素の種類によって**短鎖《たんさ》脂肪酸、中鎖《ちゅうさ》脂肪酸、長鎖《ちょうさ》脂肪酸**に分かれています。この中で〝良いあぶら〟は、ココナッツオイルなどの中鎖脂肪酸です。**吸収が早く、長鎖脂肪酸の10倍もの速さでエネルギー代謝されるため、中性脂肪に変換されづらく、効率良く脂質からエネルギーになるケトン体（↓P56参照）に変換されます。**糖質制限をしている人にはエネルギー回路を働かせる大切なあぶらとなりますので覚えておくと良いでしょう。

一方、植物や魚の「油」に多く含まれるのが**「不飽和脂肪酸」**で、**オメガ3、6、9の3種類**があります。**オメガ9の代表格はオリーブ油**で、熱に強く酸化しにくいのが特徴です。

一方、注意したいのは**紅花油、大豆油、ごま油などのオメガ6系の大豆系油。**適度に摂ればコレステロールを抑えられますが、代謝産物であるアラキドン酸が、細胞の炎症を進めて老化を加速させることも。ファストフードやスナック菓子などに多く含まれるので要注意です。

オメガ3はサンマ、イワシ、アジ、サバなどの青魚に含まれるDHAとEPAやしそ油、えごま油、亜麻仁油に含まれるαリノレン酸のこと。生活習慣病の予防、免疫力アップに有効だといわれている〝良いあぶら〟です。ただし、熱に弱いため、加熱せず、**刺し身で食べたり生野菜などに直接かけたりして摂る**のをおすすめします。血糖値コントロールという観点でいえば、ココナッツオイルが有効ですが、健康を維持するためにはオメガ3も大切な油です。

一方、〝悪いあぶら〟とは、酸化した油、あるいは化学的に加工された油です。**トランス脂肪酸は悪いあぶらの代表格**で、国によっては発がん性があるとして規制しているところもあります。市販のドレッシング、マヨネーズ、マーガリン、ショートニングや、それらを原材料に使ったパン、ケーキ、ドーナツなどの洋菓子、飲食店の揚げものに多く含まれています。**活性酸素を増加させたり免疫力を低下させたりして、感染症やがんのリスクを高める危険な油です。**

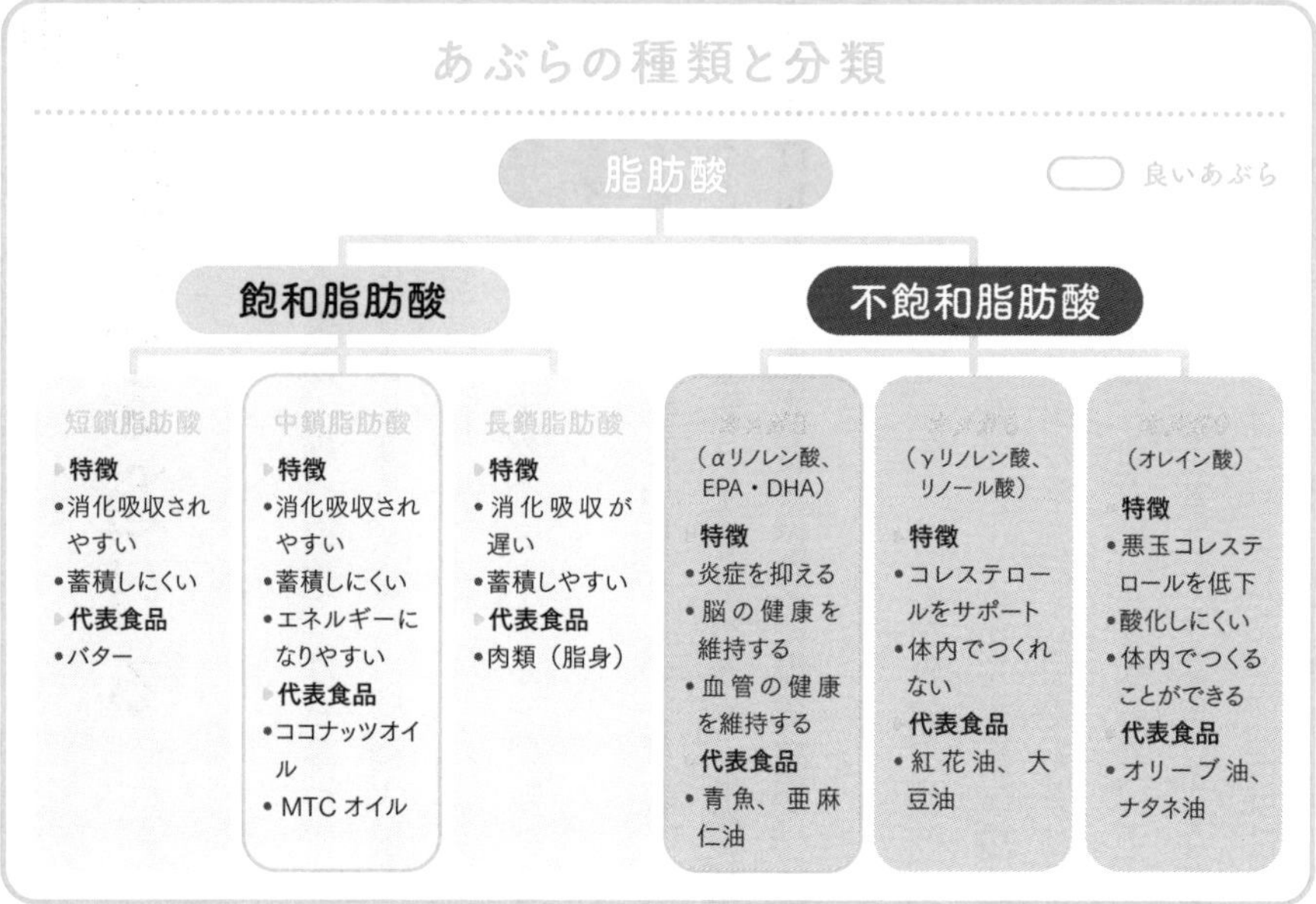

Section 29

塩は「天然塩」一択 砂糖は精製された白砂糖を避ける

血糖値コントロールにおいて食材選びと同じくらい気をつけたいのが調味料です。とくに使用頻度が高い砂糖と塩は要注意です。

とくに、真っ白な砂糖は吸収されやすいため、血糖値を急激に上げます。すると、上がりすぎた血糖値を下げようとしてインスリンが大量に分泌されます。しかし、大量すぎて下りすぎてしまうので、再び上げようとして今度はアドレナリンが出てしまい、興奮状態、つまり、キレやすい状態になってしまうのです。ケーキ、クッキーなどのお菓子全般、清涼飲料水、アイスクリーム、菓子パンなどは砂糖を多く含むので極力避けてください。とはいえ、血糖値が上がると幸福感を得られる物質が分泌されるため、完全に断つのは難しいでしょう。そこで、甘味がある果物、麹や塩麹、はちみつやみりんで糖質を摂りましょう。また、砂糖大根からつくられる甜菜糖《てんさいとう》は、GI値（↓P64参照）が白砂糖より低く、天然のミネラルを豊富に含んでいます。

そしてもう1つ、調味の基本といえば塩。高齢になると高血圧を気にする人も多く、**糖質制限と並行して減塩をする人が多いのですが、これは間違い**です。

減塩運動は1961年、アメリカのブルックヘブン国立研究所のルイス・ダールの疫学調査で、食塩摂取と高血圧の発症率に相関関係があると示唆されたことにより始まりました。ところがその後、ほかの科学者によりさまざまな動物実験や臨床調査が行われましたが、再現性のある結果は得られませんでした。こうして科学的根拠は不明瞭なまま、**塩分の摂りすぎが高血圧を招くという考え方が定説化してしまった**のです。実際に減塩が必要なのは、腎臓疾患がある人の一部です。

塩を摂る際に気をつけたいことは、食卓塩ではなく、天然塩を摂ることです。食卓塩は精製されていて成分は塩化ナトリウムのみ。塩化ナトリウムは血圧の上昇をもたらし、脳血管性認知症のリスクを高めます。一方、海塩や岩塩などの**天然塩にはマグネシウムやカリウムなどが一定の比率で存在**しています。カリウムは腎臓でのナトリウムの吸収を抑え、尿として排出するため、血圧を下げる効果があります。

また、高温多湿の日本では、必要十分な塩分を摂らないと、のどの渇きを感じづらくなり、脱水症状に陥ることがあります。とくに高齢者は、渇く感覚が鈍くなるので、重度の脱水症状に気づかないなど、命にかかわることもあります。

良い砂糖・塩、悪い砂糖・塩

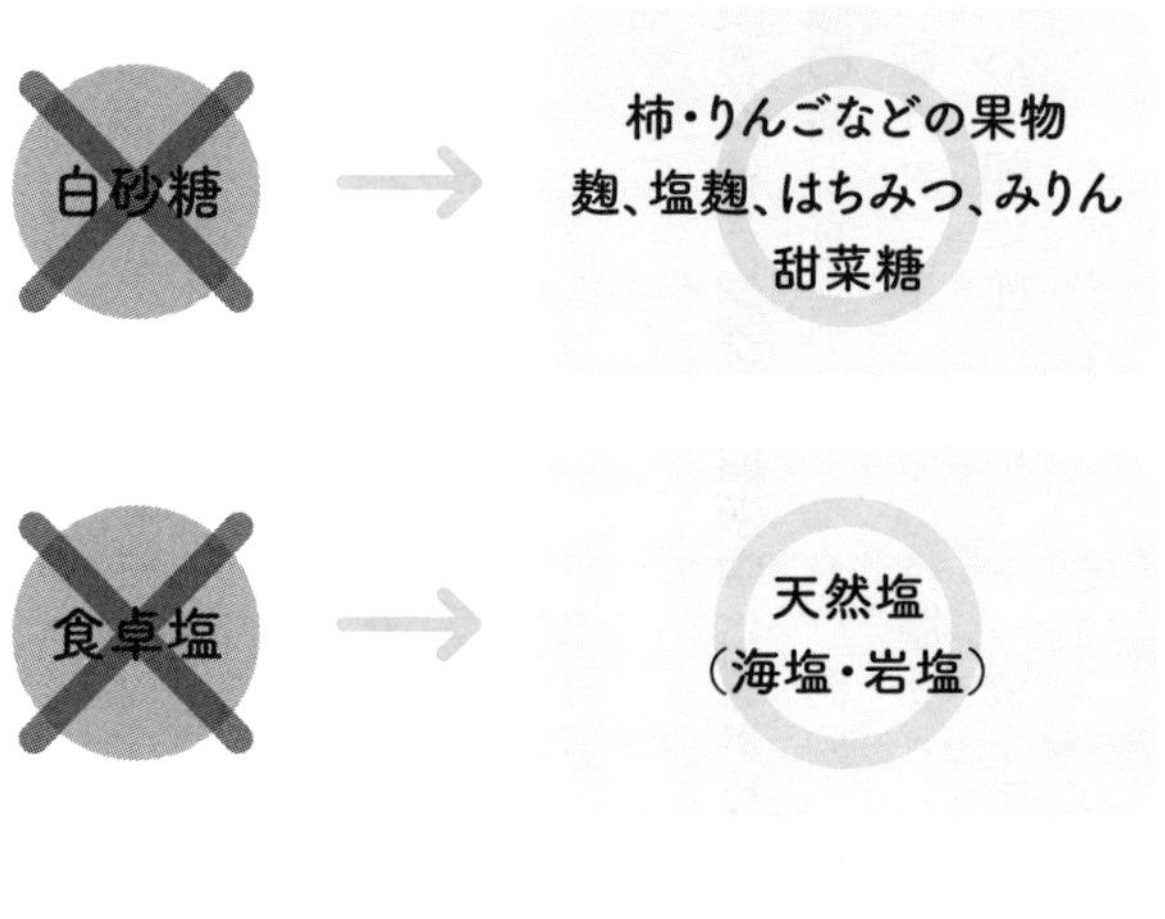

Section

30

朝食前の野菜ジュースを味方につけて糖質を上手に制限

長い間、過剰に糖質を摂取してきた人にとって、糖質を減らすのはなかなか困難なもの。かえって無性に食べたくなったり、イライラしたりすることがあります。これは**糖質の中毒になってしまった人に現れやすい禁断症状**です。

　こうした症状が出るのは、**ケトン体**（↓P56参照）をエネルギーとして身体や脳を動かすシステム、**ケトン体回路**にまだ切り替わっていないからです。エネルギー源をブドウ糖からケトン体へと変えるこの段階が、糖質制限を続ける中でいちばん難しいところです。

　そこで強い味方になってくれるのが、**ココナッツオイルを使った野菜ジュース**です。ココナッツオイルに含まれる中鎖脂肪酸は、肝臓で分解されるとケトン体がつくられます。血液中のケトン体濃度が高まると、糖質を摂りたいという欲求が低下します。

　ただし、ココナッツオイルを摂り慣れていない人が急に摂取すると、消化不良や下痢につながることがあります。最初は小さじ1程度から摂取しはじめると良いでしょう。慣れてきたら少しずつ増やしていきます。

　また、**摂るタイミングは血液中にブドウ糖が少ない状態の朝**が有効です。ブドウ糖の一部は睡眠中に消費され、余ったものは脂肪として蓄積されるため、朝は血液中にブドウ糖が少なくなっています。そのタイミングでココナッツオイルを摂ると、**ケトン体を優勢にしやすくなります**。コーヒーやスムージーなど、飲みものに混ぜて摂ると良いでしょう。

Dr.白澤おすすめ 朝の飲料

にんじんとオレンジのジュース

材料

にんじん…1/3 本、オレンジ…2個、りんご…1/2 個、水…100mℓ、ココナッツオイル（溶けたもの）…大さじ1

つくり方

1. りんごは皮つきのままひと口大に切る。オレンジは外皮をむき、小房に分ける。にんじんは乱切りにする
2. すべての材料をミキサーに入れて攪拌する

アボカドとバナナのスムージー

材料

アボカド…1個、バナナ…1本、牛乳…3/4 カップ、はちみつ…大さじ2、ココナッツオイル（溶けたもの）…大さじ1

つくり方

1. アボカドは、種を取り除き、皮をむく。バナナは皮をむき、それぞれ乱切りにする
2. すべての材料をミキサーに入れて攪拌《かくはん》する

Column

緑茶はアルコール好きの強い味方！

アルコールは肝臓で分解されますが、その際、活性酸素がつくられます。この活性酸素が老化を促進するのですが、実は緑茶が、アルコール好きな人の強い味方となります。

カテキンが活性酸素を消してカフェインが有害物質アセトアルデヒドを体外に排出します。また、ビタミンCはアセトアルデヒドを分解し、タンニンは利尿効果があるためアルコールの吸収を抑えます。

これらを全部含む緑茶で、心置きなくお酒を楽しめるといいですね。

Section

31

食後のおやつはナッツ一択で健康長寿を目指す

血糖値コントロールにおけるおやつの摂り方のポイントは2つ。「いつ、何を食べるか」です。「いつ食べるか」は、**「食後」**です。お腹が空いているときに間食すると、身体に一気に吸収されますが、食後であれば空腹が収まっているので食べすぎ防止にもなります。

甘いおやつは血糖値コントロールを邪魔するものにほかなりません。どうしても甘いものを食べたいときは、緑茶やコーヒーを一緒に飲むといいでしょう。**緑茶に含まれるカテキン、コーヒーに含まれるポリフェノールが糖の吸収を抑える**働きをします。先ほど、おやつは「食後」が良いとお話ししましたが、これは甘いおやつでも同様です。お腹が空いているときは身体が糖を欲しているので、糖を一気に吸収して、血糖値が上がってしまいます。ですが、食後であれば吸収は緩やかになります。したがって、血糖値にもさほど影響はありません。

一方、「何を食べるか」は、ナッツがおすすめです。脂質が多いイメージですが、実は生活習慣病のリスクを下げる、認知症の予防、肌や髪の老化防止、疲労回復などの効果があります。

塩をまぶしてあぶらで揚げていたり砂糖でコーティングをしたりしていない**素焼きのナッツを、1日2回、間食として25gずつ、よく噛んで食べる**ことで、食べすぎや、食後血糖値の上昇を抑えてくれます。また、ナッツには**オメガ3系のあぶら**や**ビタミン、ミネラル、長寿遺伝子のスイッチを入れるレスベラトロール**が含まれ、健康寿命を延ばすことにもつながります。

血糖値を上げるナッツ、下げるナッツ

ナッツにもいろいろ種類があり、血糖値を下げるものもあれば上げてしまうものもあります。カシューナッツやジャイアントコーンは、注意が必要です。

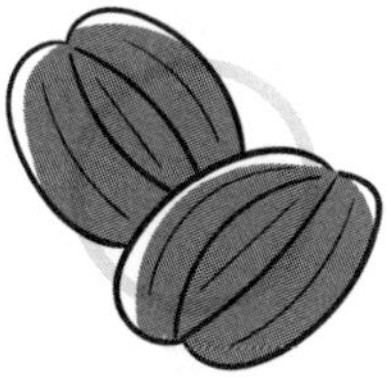

ピーカンナッツ

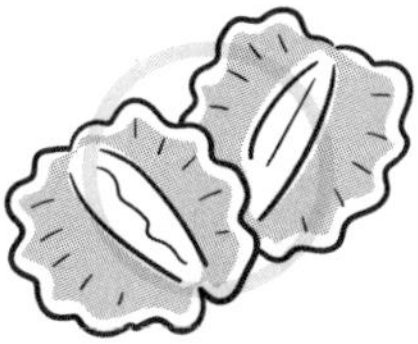

くるみ

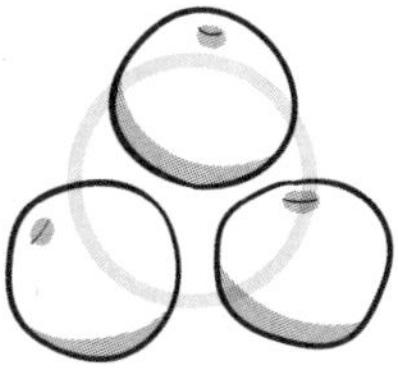

マカダミアナッツ

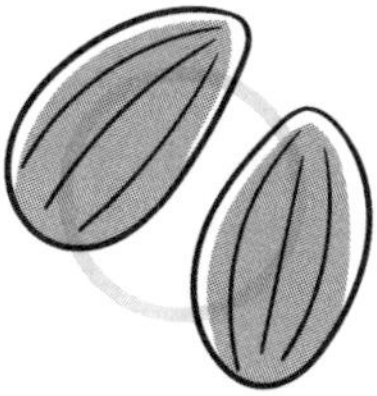

アーモンド

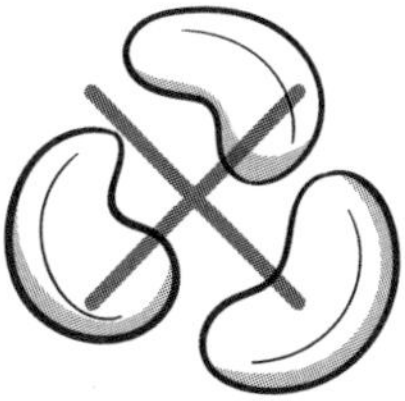

カシューナッツ

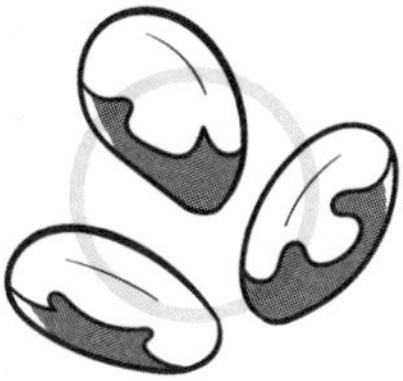

ブラジルナッツ

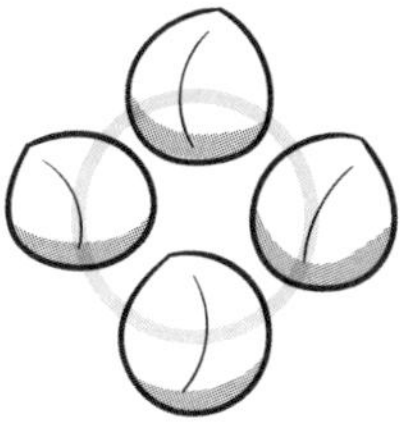

ヘーゼルナッツ

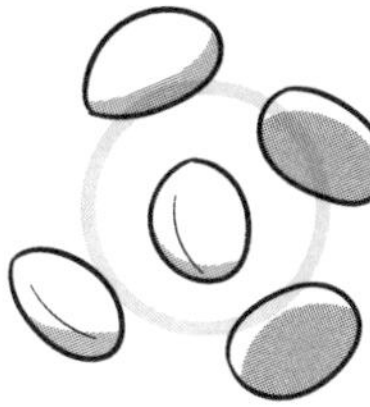

ピーナッツ

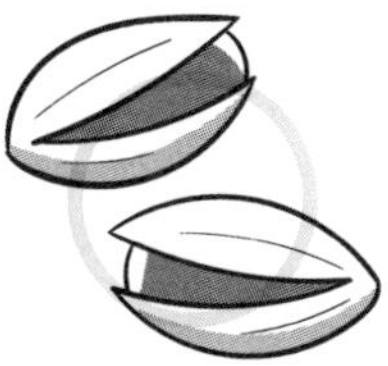

ピスタチオ

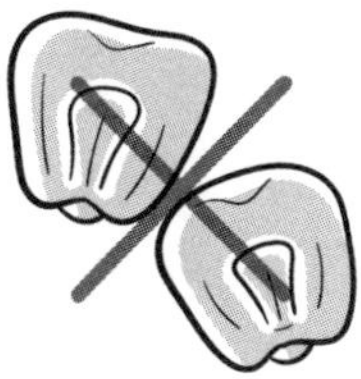

ジャイアントコーン

Section 32

高齢者が陥りがちな食事改善の落とし穴①

完全糖質オフによるリバウンド

私の運営する介護付有料老人ホームでは、血糖値コントロールのためにも、また認知症予防のためにも、**糖質を極力減らしています**。

しかし、長年、糖質を好んで食べていた人から完全に糖質を奪ってしまうと、かえって無性に食べたくなったり、落ち着かなくなったり、禁断症状が出て暴飲暴食をしてしまう危険があります。

なぜなら精製された**砂糖、白米は脳に直接的に快楽を与えてくれる食べ物**だから。**中毒性があり、食べ始めたらやめられない**のです。

近年の研究では砂糖や白米などは一般に「麻薬」とよばれるものとまったく同じメカニズムで脳に快楽を与えて、身体に刷りこませていることが明らかになってきています。そのため、砂糖や白米を断つとたちまち禁断症状が出ます。禁断症状が怖いのは、反動で、今まで食べていた量より多くを欲してしまうことです。糖質への欲求はリバウンドします。これを繰り返せば糖尿病まっしぐらになるのはいうまでもありません。

糖質欲のリバウンドを避けるためには、**糖質を完全にゼロにするのではなく、許容範囲を設けて禁断症状を起こさないようにする**のが良いでしょう。目安は今の1／2～1／3を目標に、量を減らすことです。ゼロにしなくてもこれで十分、健康効果はありますし、血糖値コントロールにも有効です。私自身も、糖質を減らすように指導はしていますが、完全に排除することはすすめていません。

砂糖中毒チェック

- □ お菓子を食べているときがとても幸せ
- □ 3時のおやつは欠かさない
- □ コーヒーを飲むときは甘いものとセットにする
- □ デザートは別腹
- □ ついついお菓子をストックしてしまう
- □ お菓子を食べることが習慣になっている
- □ 食べる量や回数がどんどん増えている
- □ イライラするとつい甘いものがほしくなる
- □ 甘いものを食べていないとイライラする
- □ やめよう、控えようと思っても続かない
- □ 甘いものを食べると元気が出る

1つでも当てはまれば砂糖中毒です！

甘いお菓子の驚くべき糖質量

= 3.6g

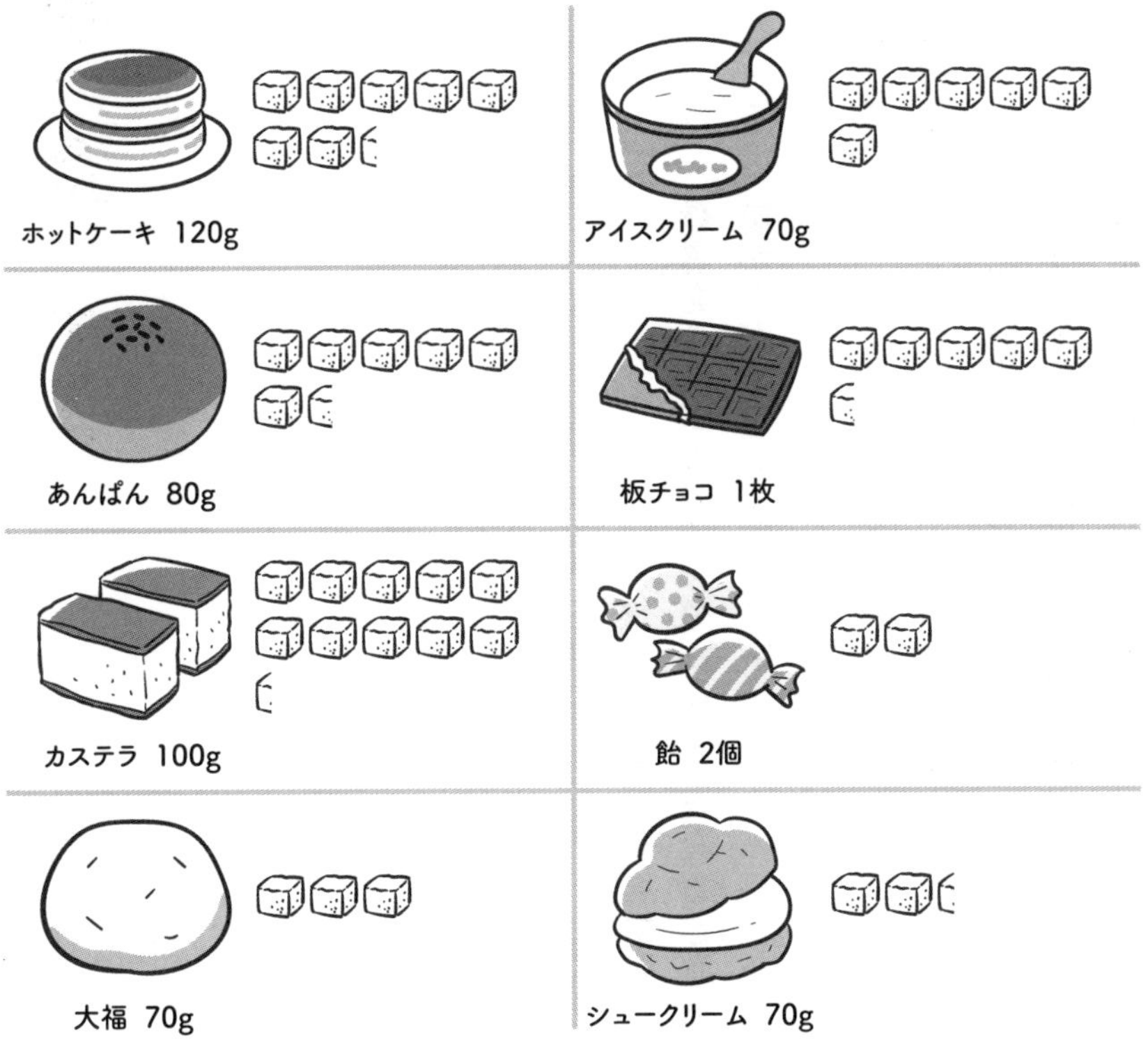

Section

33

高齢者が陥りがちな食事改善の落とし穴2

野菜・いも類の食べすぎ

血糖値コントロールで見落としがちなのが、**野菜やいも類の糖質**です。野菜には抗酸化成分をはじめ有効な成分も多いので、健康にとても良いイメージがあります。しかし、血糖値コントロールの観点からすると、糖質を多く含み、血糖値を上げやすい野菜もあることを、知っておく必要があります。

とはいえ、糖質が多い野菜も、摂ってはいけないわけではありません。バランス良く食べることが大切です。**糖質の摂取量を減らしながらも、重要な栄養素は摂るようにしましょう。**そのためには、**どんな野菜に糖質が多いのかを知っておくなど、知識の整理が必要**です。

糖質が多い代表的な野菜であるいも類には、かぼちゃ、ごぼう、れんこん、じゃがいも、さつまいもなどがあります。野菜だからといって食べすぎには注意です。ほかには小豆《あずき》、そら豆、とうもろこしも要注意。いも類をおかずにするのなら、いも1個につきごはんを50g（卵1個分程度）減らすなど、調整しましょう。また、いも類以外に案外糖質が多いのが、にんじんやトマト。一方、大根など**酵素を含む野菜は糖質を分解するので、毎食ごとに食べると血糖値が上がりづらくなります。**

また、いくら野菜が身体に良いからといって、肉などの動物性食品を一切食べないと、ビタミンB_{12}が不足します。**ビタミンB_{12}が体内にないと、必須アミノ酸の一種であるメチオニンという成分が動脈硬化を引き起こすホモシステインに代謝の過程で変化**してしまいます。

糖質が多い野菜ランキングTOP17（100g中）

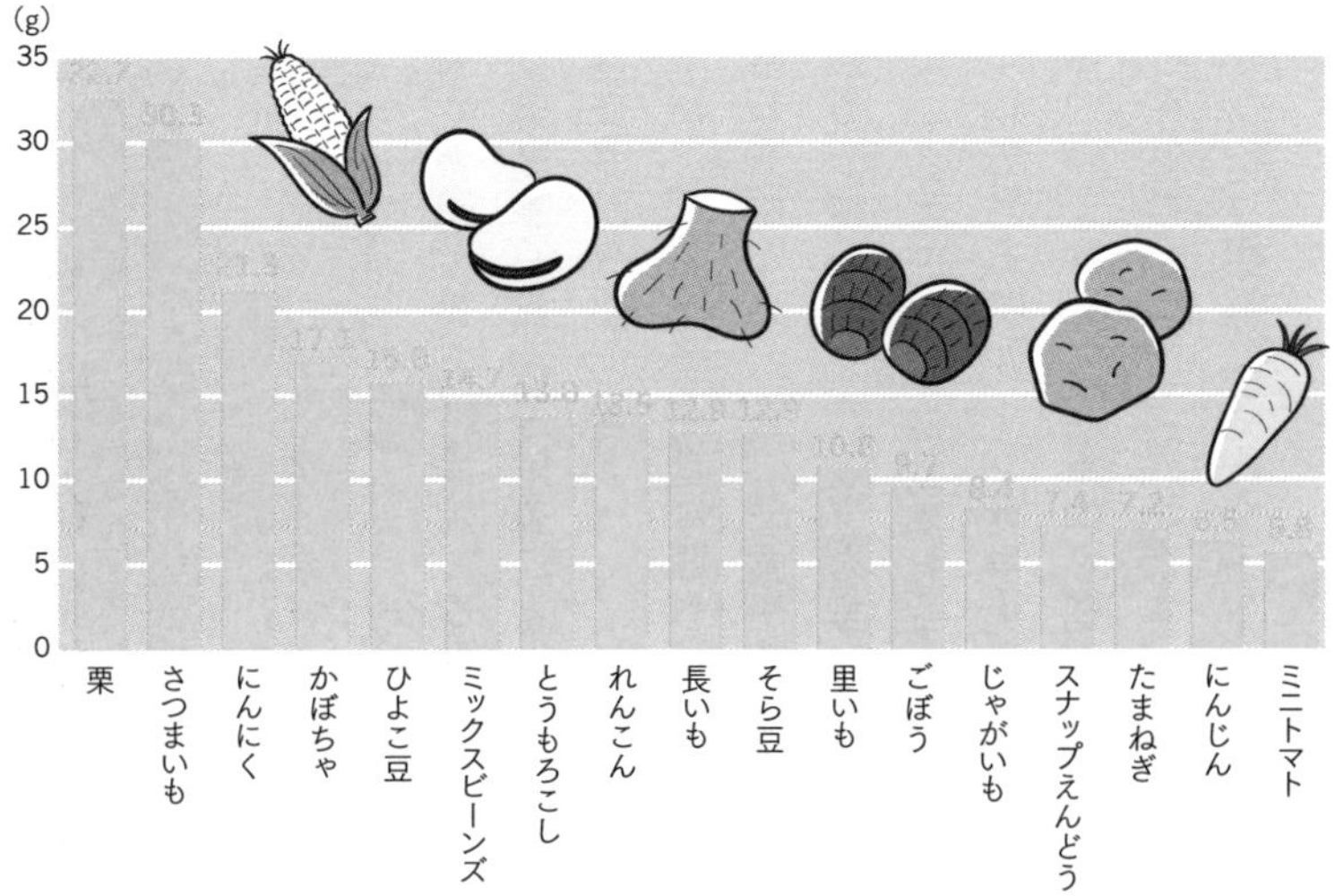

Column

糖質が少ない野菜（100g中）

量を食べても血糖値が大きく変動しない野菜を覚えておきましょう。

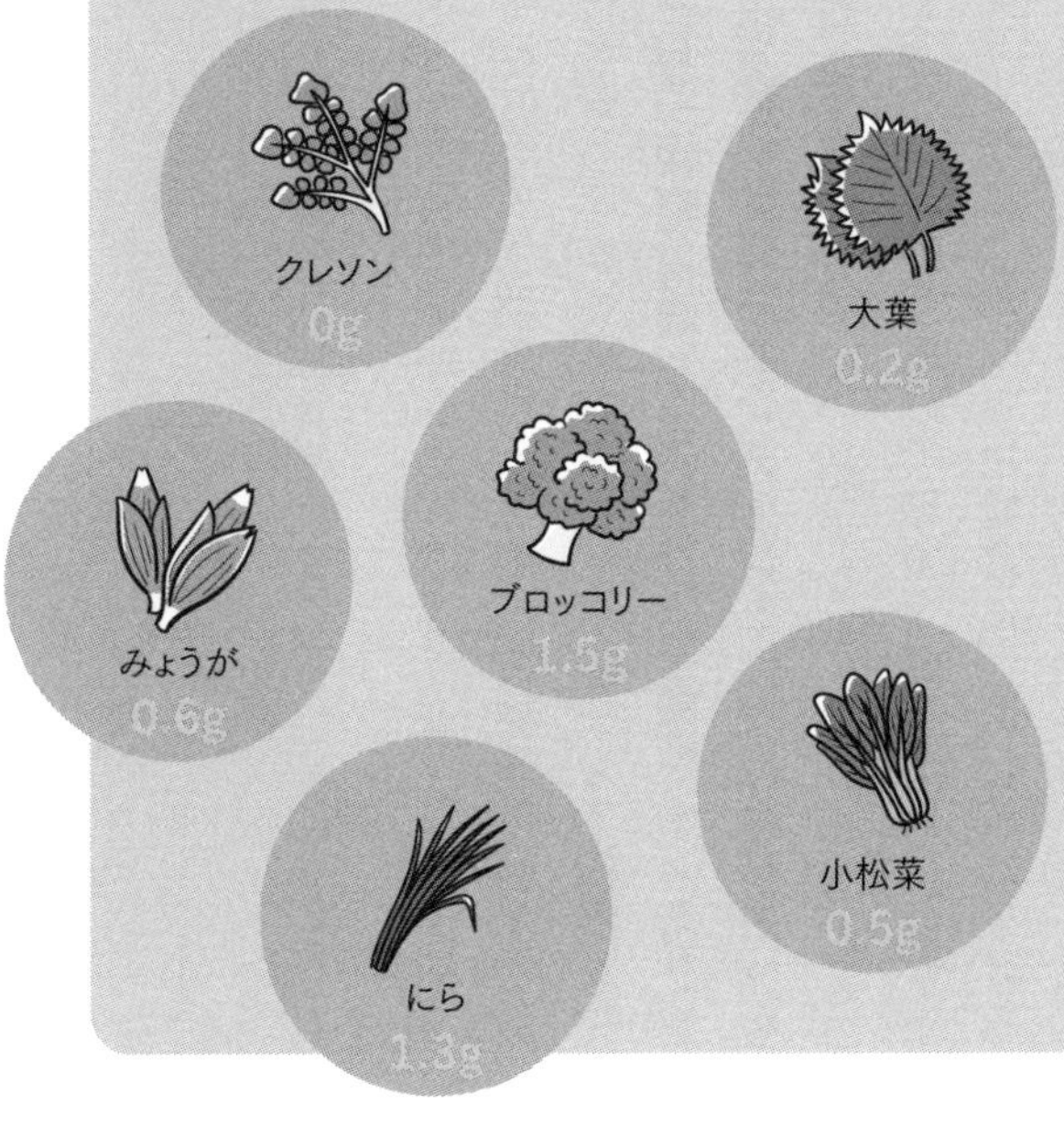

Section

34

果物の摂りすぎ

高齢者が陥りがちな食事改善の落とし穴 3

ビタミンやミネラルなどを多く含むフルーツは、とても健康的なイメージがあります。ただ、栄養が豊富である一方で、**フルーツは果糖やブドウ糖を多く含んでいる**ことも確か。摂りすぎには注意が必要です。

白米やパン、お菓子などは減らしたのに、血糖値が落ち着かない人は、朝食や食後に、バナナなど腹もちのいいフルーツを食べることを習慣にしていることが少なくありません。一見、ヘルシーに思えるフルーツジュースも気をつけなければいけません。大量の砂糖が入っていますので血糖値は急激に上昇します。

フルーツには**果糖（フルクトース）**が含まれています。でんぷんから採れるブドウ糖は、体内に入るとすべて細胞で処理されるため、食べるとすぐに血糖値が上がりますが、フルクトースは肝臓で代謝されるため、血糖値にはすぐには影響しません。しかし、その一方で**糖質を代謝して細胞に取りこむために働くインスリンや、食欲を抑えるレプチンといったホルモンもつくらない**のです。結果として食べすぎたり、フルーツ以外のもので糖質を摂って血糖値が上がってしまったりした場合に、適正値に下げることができません。

ただし、フルーツを食べないほうが良いわけではありません。**ベリー類や皮つきのままのりんごなど抗酸化成分が多く健康には良い**ものもあります。**果糖が多く含まれているバナナ、パイナップル、ぶどう、マンゴー**などは避けましょう。種類を知り、選ぶことが大切です。

糖質が多い果物（100g中）

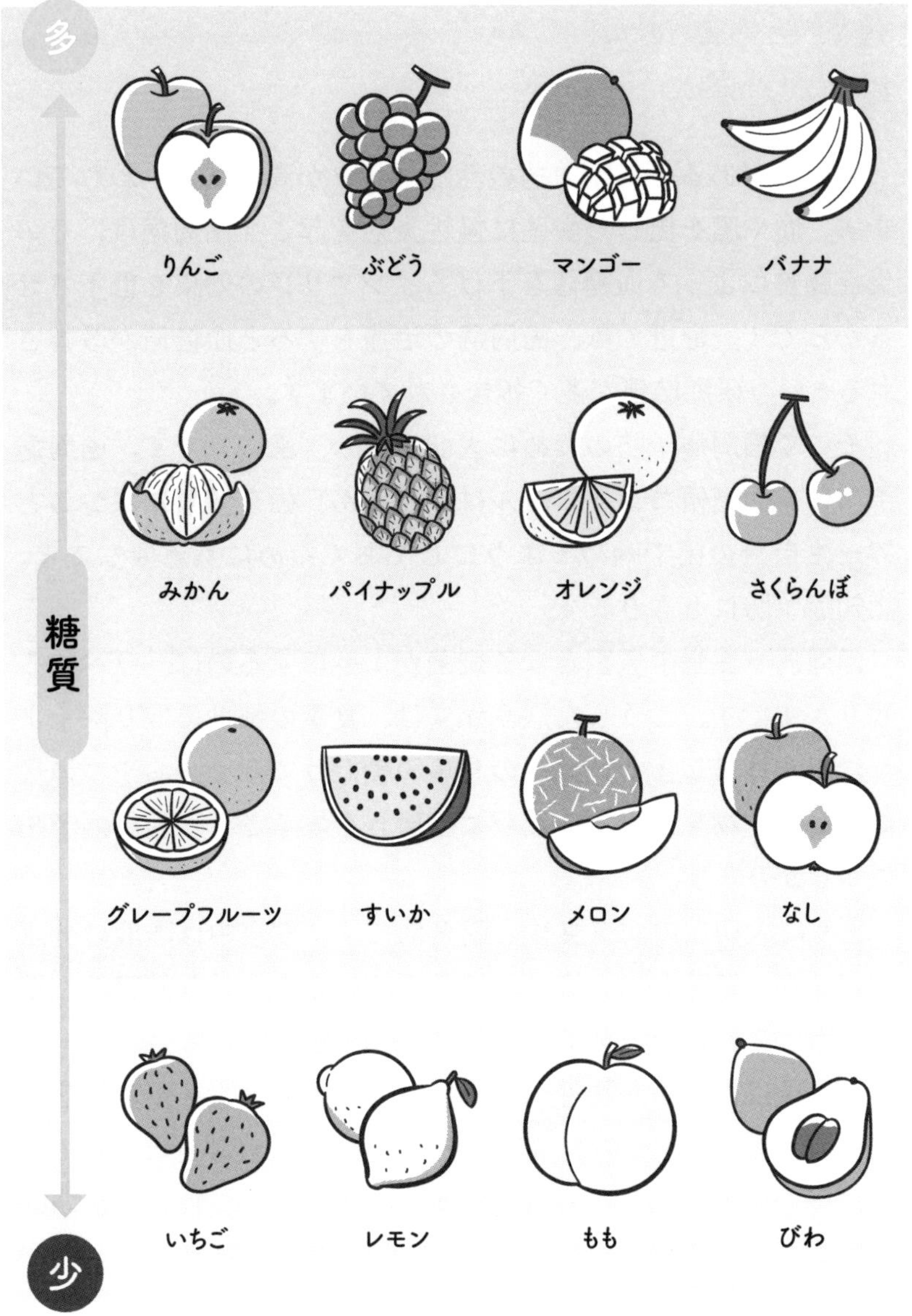

Column

歯磨きのタイミングは食後30分 就寝前と起床後は とくに丁寧に行う

歯周病があると、糖尿病の発症リスクが高まるといわれています。血や膿《うみ》を出して歯茎に慢性炎症を起こす歯周病は、その炎症物質によって血糖値を下げるインスリンの効果を低下させるからです。最近では、歯周病の治療をすると血糖値が改善されるという研究結果が多く報告されています。

そこで歯周病予防のために大切なのが、歯磨きです。歯周病予防は、血糖値コントロールはもちろん、歯を健康に保つことで一生自分の歯で噛めるようにしておくためにも重要なこと。認知症予防にもなります。

歯周病や虫歯の原因となる細菌がエサにするのは、食べ物の残りかすです。こうした残りかすは、食事の都度に取り除くように心がけましょう。三度の食事の後だけでなく、おやつの後など、食べ物を口にするたびに歯磨きをすることが歯周病予防につながります。

とくに大切なのが夕食後と朝食前です。就寝中は唾液の分泌量が減り、細菌が増えます。細菌を増やさないよう就寝前、細菌が増えた起床後のタイミングで、口内を清潔に保ちましょう。また食後は口の中が酸性になっていて、歯のエナメル質が溶けやすい状態です。そのタイミングを避け、食後30分ほどして唾液が多く分泌されてから磨くのがベストです。並行して定期的に歯科検診を受けることでしっかり歯を守るようにしましょう。

第3章

日常生活で活動量をアップ

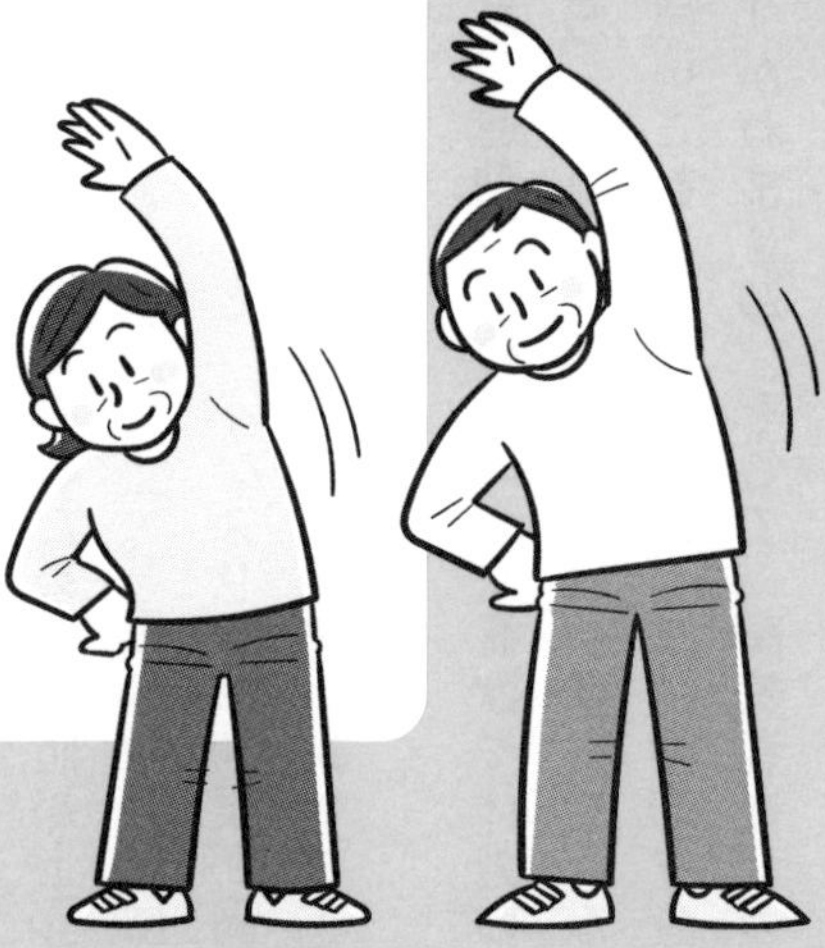

Section
35
有酸素運動もレジスタンス運動も血糖値コントロールには効果あり

運動は血糖値コントロールにおいて、とても大切な要素です。それだけでなく、**生活習慣病やフレイルを予防し、健康寿命を延ばすためにも、とても大切な習慣**なのです。

ジョギングなどの**有酸素運動**と筋トレなどの**レジスタンス運動**の2種類を紹介しましょう。

有酸素運動は、軽～中程度の負荷を継続し、酸素を使って脂肪をエネルギー源として身体を動かします。一方、レジスタンス運動は、短時間で力を発揮するため強度が高く、エネルギー源には糖を利用します。

有酸素運動によって筋肉への血流が増えると、食事で摂取した糖質はブドウ糖に分解されて細胞の中に取りこまれ、インスリンの効果も高まり、血糖値は低下します。筋トレなどのレジスタンス運動は、糖をブドウ糖に分解し、筋肉に貯蔵されたグリコーゲンをエネルギー源とします。ブドウ糖を消費するため血糖値が上昇するのを防いでくれるのです。また筋トレによって筋肉が増えると、インスリンの効果が高まります。いずれの運動も、血糖値コントロールには有用です。

とはいえ、運動習慣のない人や意欲や体力の低下を実感している人にとっては、運動をしなければと思いこむことが、かえって精神的な負担にもなりかねません。そこで、高齢者なりの運動習慣をつくることをおすすめします。いきなり長時間ウォーキングする、ジムに通うなど無理をしなくて良いように、**日常生活の中で身体を動かすことを少しずつ増やしましょう。**

郵 便 は が き

お手数ですが、
切手を
おはりください。

1 5 1 0 0 5 1

東京都渋谷区千駄ヶ谷 4-9-7

(株) 幻 冬 舎

書籍編集部宛

ご住所 〒

都・道
府・県

フリガナ
お名前

メール

インターネットでも回答を受け付けております
https://www.gentosha.co.jp/e/

裏面のご感想を広告等、書籍の PR に使わせていただく場合がございます。

幻冬舎より、著者に関する新しいお知らせ・小社および関連会社、広告主からのご案内を送付することがあります。不要の場合は右の欄にレ印をご記入ください。

不要 □

本書をお買い上げいただき、誠にありがとうございました。
質問にお答えいただけたら幸いです。

◎ご購入いただいた本のタイトルをご記入ください。

『　　　　　　　　　　　　　　　　　　　　　　　　　』

★著者へのメッセージ、または本書のご感想をお書きください。

●本書をお求めになった動機は？

①著者が好きだから　②タイトルにひかれて　③テーマにひかれて
④カバーにひかれて　⑤帯のコピーにひかれて　⑥新聞で見て
⑦インターネットで知って　⑧売れてるから／話題だから
⑨役に立ちそうだから

生年月日	西暦　　　年　　　月　　　日（　　　歳）			男・女
ご職業	①学生	②教員・研究職	③公務員	④農林漁業
	⑤専門・技術職	⑥自由業	⑦自営業	⑧会社役員
	⑨会社員	⑩専業主夫・主婦	⑪パート・アルバイト	
	⑫無職	⑬その他（　　　　　　　　）		

ご記入いただきました個人情報については、許可なく他の目的で使用することはありません。ご協力ありがとうございました。

有酸素運動とレジスタンス運動

有酸素運動

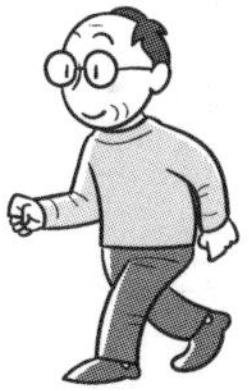

エネルギー源は脂肪。インスリンの効きを良くして血糖値を下げる

レジスタンス運動

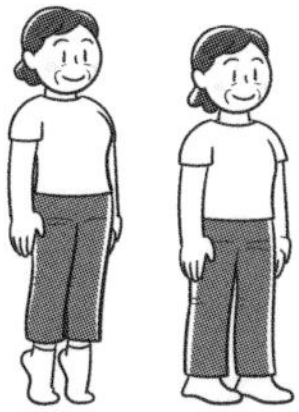

糖を消費し、インスリンの効きを良くして血糖値を下げる

脂肪	主なエネルギー源	グリコーゲン
赤筋（遅筋）	主に使う筋肉	白筋（速筋）
ジョギング ウォーキング	運動例	筋トレ 筋コンディショニング

Column

高齢者が運動で気をつけること

①食事改善とセットで行う

正しい食事と適切な運動を組み合わせましょう。

②適切な靴を履く

糖尿病や予備軍の人は足の傷などを感じにくい場合があります。自分に合った靴を選びましょう。

③運動前は準備運動をする

準備運動をして水分を十分に摂ってから行いましょう。

④場合によっては医師に相談する

糖尿病や合併症のある人は医師に相談しましょう。

Section

36

血糖値のピークを迎えるタイミングの食後30分から1時間以内に運動する

血糖値コントロールのための運動で**いちばん大切なのは、続けること**です。時間をつくらなくてはいけない、忙しくて続けるのが難しそう、と思う人も少なくないでしょう。しかし、**日常の行動を運動目的で置き替えれば、スムーズに運動量を増やすことができます。**

例えば、駅ではエスカレーターではなく階段を使う、週1回はクルマを使わずに歩いて買い物に行くなど、ちょっとした工夫で置き替えられます。「ながら」なら「今日もできなかった」と自己嫌悪に陥ることはありません。キッチンや洗面所でかかとの上げ下ろしをしたり、テレビを見ながら足踏みをしたりであれば、わざわざ時間を取る必要はありません。**簡単な動きでも、積もれば結構な活動量になります。**

次に大切なのは運動や身体を動かすタイミングです。**血糖値が上がる食後30分〜1時間のタイミングが、血糖値コントロールには大変効果的**です。身体を動かしてエネルギーを使うことでブドウ糖を消費できるからです。

食後血糖値を下げることは、身体を老化させる**「糖化」**（→P20）を防ぐことにもつながります。余った糖とたんぱく質が結合してできる**AGEs（終末糖化産物）**は、細胞などを攻撃して身体のあちこちを老化に追い込み、肌がくすむ、ハリがなくなる、骨粗しょう症の原因になる、血管を硬くして動脈硬化を引き起こすなど、さまざまな老化現象を引き起こします。食後にちょっとだけ身体を動かすことが、こうしたリスクを防ぐことにもつながるのです。

日常の活動量を増やすコツ

- □ 駅ではエスカレーターの代わりに階段を使う
- □ 買い物のときの駐車はなるべく店の入口から遠くに止める
- □ 近くのコンビニに行くのにクルマは使わない
- □ 休みの日は30分でも家の掃除をする
- □ テレビを観ながら足上げ運動や足踏みをする
- □ 移動の際は徒歩にする（早歩き、歩幅を広く）
- □ 散歩ついでに、少し遠くの店で食事をする
- □ 信号待ちや電車の中ではつま先立ちをする
- □ 歯磨き中はかかとの上げ下ろしをする
- □ 浴室の掃除は壁や洗い場も念入りに磨く
- □ モップやぞうきんなど手作業の道具を使って床を掃除する
- □ 庭いじりをする
- □ その他、家事全般を積極的にこなす

Section

37

高血糖の血液はまるで砂糖水 どろどろ血液は運動で流す

高血糖の人の血液には、たくさんのブドウ糖が含まれています。ブドウ糖を含んだ血液は、砂糖水のように粘度があり、**どろどろ、ねばねばしているため、血管内の血流が悪くなり、悪化するとさまざまな合併症を引き起こします。**

怖いのは、初期の段階では**高血糖はあまり自覚症状がない**ことです。そのため、気づかないうちに糖尿病が進行してしまうことも少なくありません。高血糖による血流障害は、毛細血管に酸素や栄養素がいきわたらなくなるため、疲労感が出る、手足が冷える、しびれるといった症状が出ることがあります。足が冷えたり、乾燥してひび割れしやすかったりするのも、足先にかけての血流停滞が原因となっている可能性があります。

この状態が続くと、血液中に活性酸素が増加して血管壁が傷つきます。**傷ついた血管壁にコレステロールの成分が入って沈着すると、血管が硬くなり、動脈硬化を発症することも**あります。さらに、血管内部で破れた**プラーク**を修復するために血栓ができて血管を詰まらせてしまうと、**急性動脈閉塞症**となります。

また、血液中のブドウ糖濃度が高いと、一定に保とうとしてのどの渇きを感じやすくなり、水分を摂って薄めようとします。すると身体の中の水分が多くなって血管内の圧力が高まり、高血圧の原因にもなります。

高血糖による血流障害は、次から次へと悲劇を生む諸悪の根源です。血流を良くするためには日頃から運動を習慣にすると良いでしょう。

高血糖による血管障害

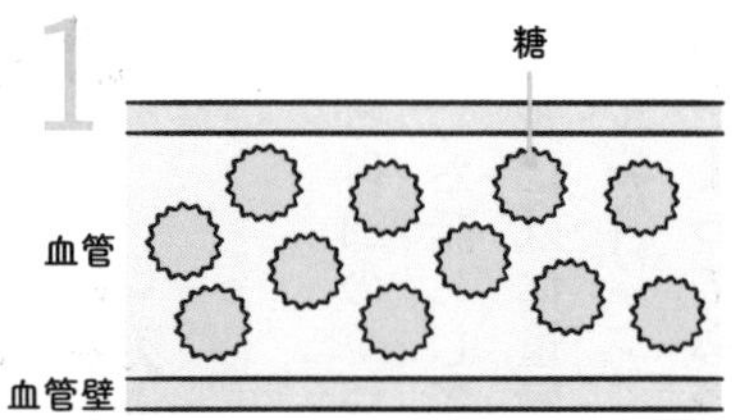

高血糖状態が続くと血液中にブドウ糖が増え、その糖が血管壁に付着。

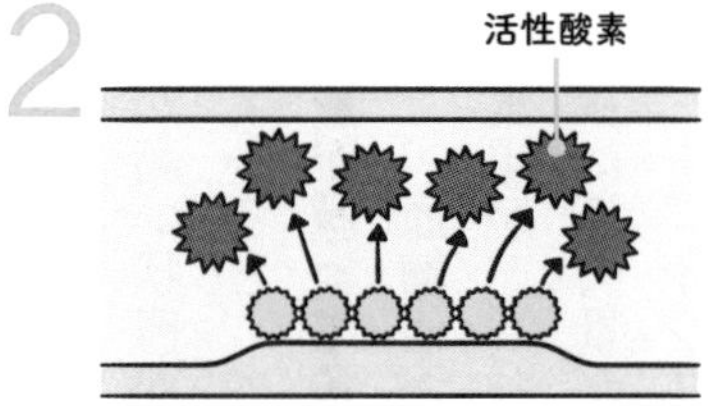

ブドウ糖と血管壁にあるたんぱく質が化学反応を起こし、活性酸素を発生させる。

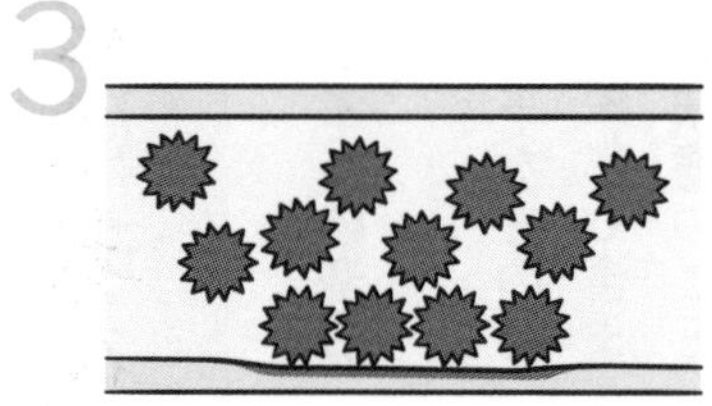

活性酸素は強力な酸化作用をもっているため、血管壁を酸化させ、傷つける。

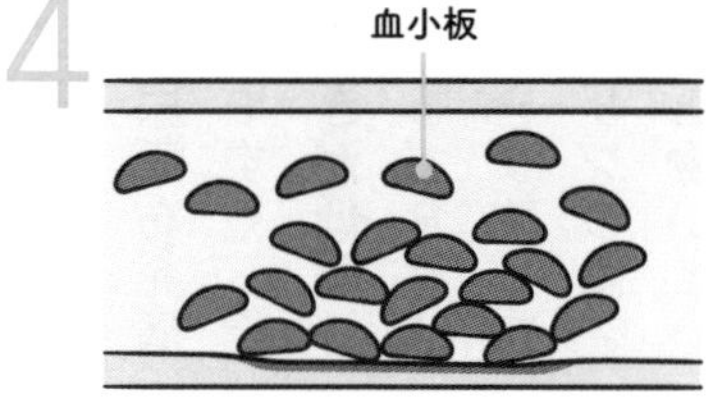

傷ついて出血した部分を修復するために血小板が集まって血栓となり、血管の内側を狭くしたり、塞いだりして、血流を悪化させる。

プラークとは

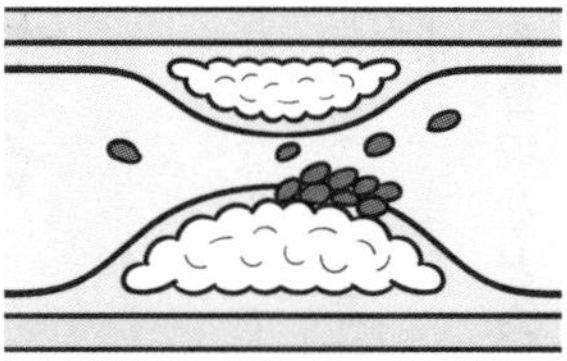

不安定なプラーク

線維性被膜が薄い状態。そのため、破れやすい。

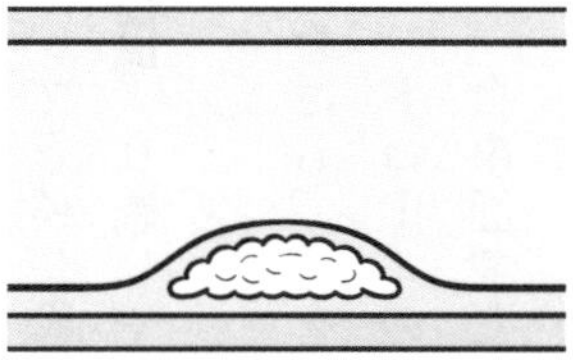

安定したプラーク

線維性被膜が厚いか、脂質成分の少ない線維性。破れにくい。

Section

38

高血糖値キープはフレイルまっしぐら 運動不足は老化を加速させる

運動する目的の1つである、**フレイルの予防**について、お話ししていきます。

フレイルには体重減少や筋力の低下などの身体的な変化だけでなく、精神的な変化も含まれ、**加齢によって心身ともに老いた状態**のことをいいます。実はフレイルと糖尿病はとても深く関係しています。

血糖値が高い状態が続いたり、糖尿病を発病したりしていると、内臓脂肪が増えやすく、その分**筋肉量が減ってインスリンの働きが低下**します。また、血糖値が高くなると、まず食事制限を行いますが、これが**低栄養**を招きます。すると、さらに筋肉量が減り、インスリンの働きも低下します。インスリンがきちんと働いていれば筋肉中の糖を燃やして筋肉が活発に働くのですが、それができなくなるのです。

筋力が低下すると、動くのが億劫《おっくう》になって徐々に活動量が減ります。また、つまずきやすくなって、転倒による骨折などのケガが増えてどんどんフレイルが進んでしまいます。

とても怖いことに、糖尿病は、健康な人と比較すると、**フレイルが約1・48倍**、フレイルの一種で筋力低下についてとくに懸念される**サルコペニアは約1・52倍**、り患しやすいといわれています。

フレイル予防のためにも、糖を消費して血糖値を上昇させないコントロールのためにも、運動はとても大切です。食事面でたんぱく質を補いながら、筋力の衰えを防ぐため、レジスタンス運動（↓P82）に取り組みましょう。

フレイルの判断基準

項目	指標例
体重の減少	6か月で意図しない2～3kgの体重の減少
疲れやすい	直近の2週間、わけもなく疲れた感じがする
身体活動量の低下	散歩や体操などの運動を週1回以上していない
歩行速度の低下	以前に比べて歩く速度が遅くなってきた （歩行速度＜1.0m／秒）
筋力低下	握力（利き手）男性＜26kg、女性＜18kg

指輪っかテスト

フレイルの一歩手前となるサルコペニアの可能性をセルフチェックしてみましょう。両手の親指と人さし指で輪をつくり、ふくらはぎのいちばん太い部分を囲みます。このとき隙き間ができると、筋肉量が少なくなっている、つまりサルコペニアの可能性が高いということです。

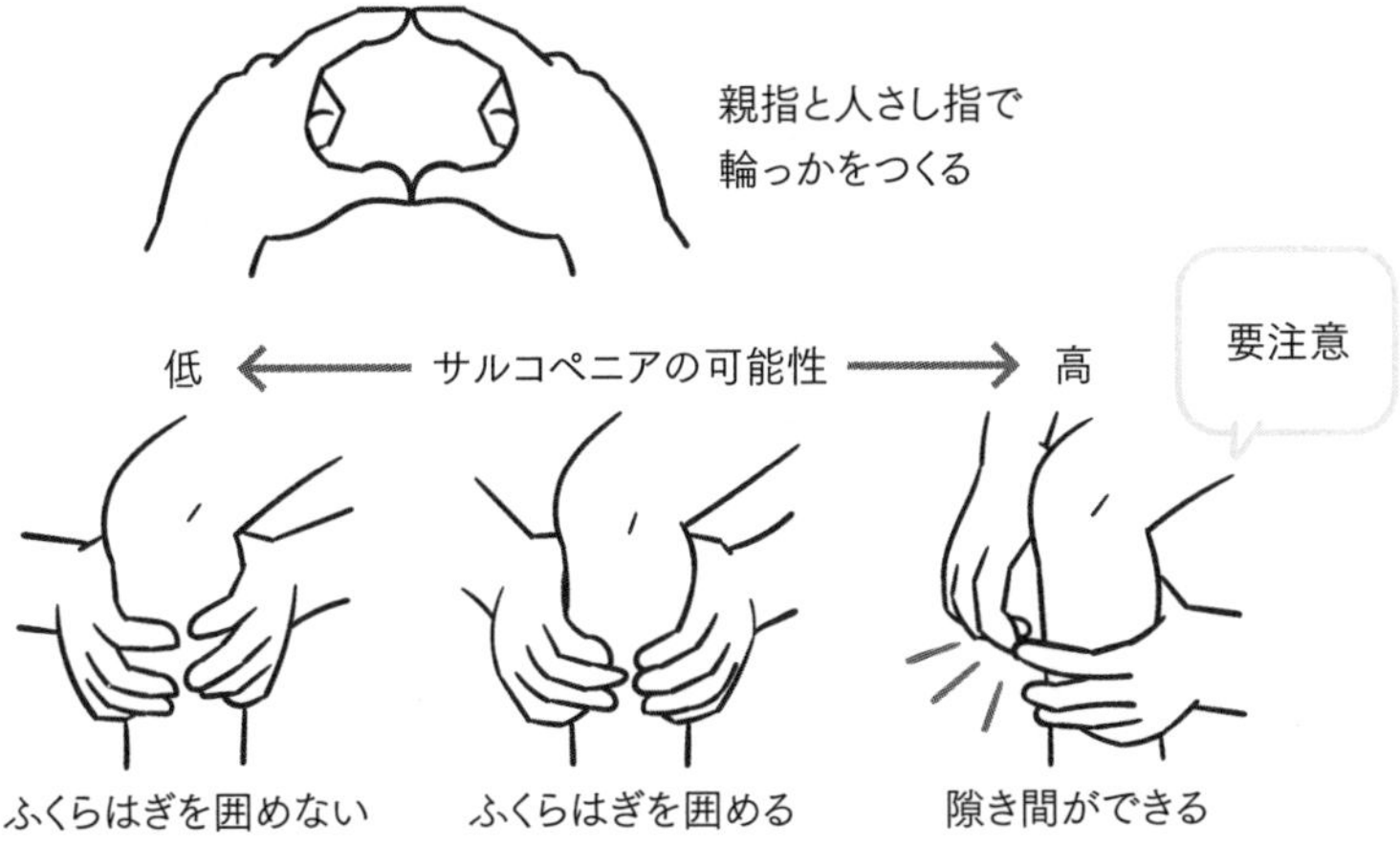

出典：東京大学 高齢社会総合研究機構「フレイル予防ハンドブック」、飯島勝矢、田中友規ら（Tanaka T, Iijima K, et al. GGI 2018）

Section
39
散歩かラジオ体操を習慣にするのがベスト

加齢によって筋肉が減ることは筋力の低下だけが問題ではありません。実は**筋肉が減ることで免疫力も低下**してしまうのです。

免疫力を維持するためには、アミノ酸が深く関係しています。アミノ酸の中でも筋肉に存在する**グルタミンは、筋肉が減ることに伴って備蓄量が減り、免疫力を低下**させます。

しかし、筋力の低下は徐々に進むので、自覚症状がありません。歩くのが遅くなった、瓶のふたが開けづらい、ソファにいる時間が増えた、など思い当たることがあれば早めに運動を習慣化しましょう。定期的に体脂肪率や筋肉量をチェックするのも有効です。

では高齢者にとって、どのような運動が良いのでしょうか。まずは**今の生活を変えずに日常の活動量を増やす**ことです。エスカレーターを階段に、クルマを歩きに置き替えたり、家事や歯磨きをしながら運動をしたりといったながらでできることでも良いでしょう（↓P84）。

それができたら、もう少し意識的に活動量を増やしていきましょう。とはいえ、決して無理をしてはいけません。おすすめしたいのは、**散歩やラジオ体操などの強度が低い運動**です。

買い物や休憩や外食などの外出時には、いつもより少し遠い店まで歩きましょう。またラジオ体操は全身をくまなく動かせるので、とても良い運動になります。運動による筋肉の強化は、足腰を鍛え、血糖値コントロールにも有効で、さらには免疫力を維持して健康寿命を延ばすことにもつながります。

高齢者におすすめの運動

ゆっくり歩く

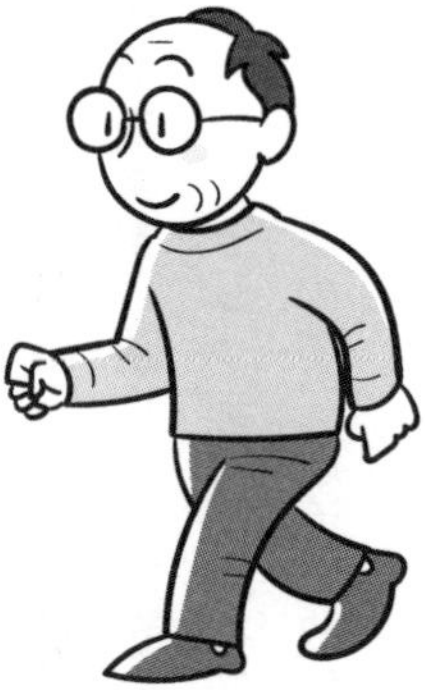

一定のリズムで
テンポ良く歩く

視線は下に向けず、
少し遠くを
見るように

休まずに歩き、
少しずつ
時間を延ばす

ラジオ体操

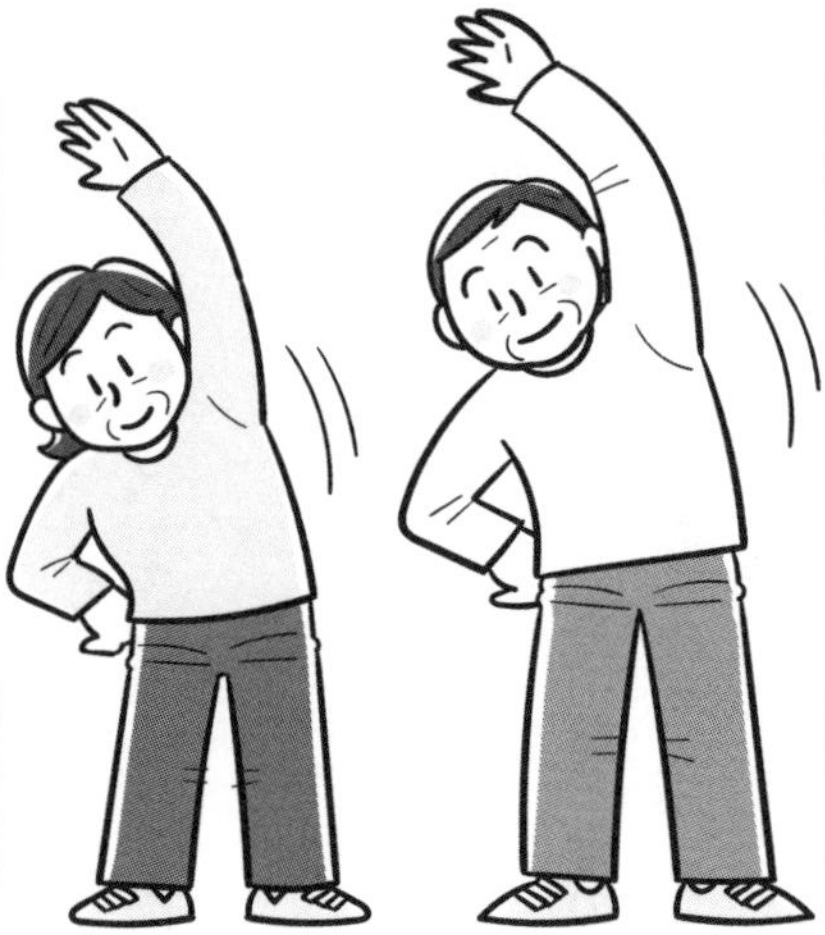

毎日行う

全身を大きく
動かす

バランスに
不安があれば
座って行う

1つずつの
動きを確実に

Section 40

どろどろ血液の流れを良くするにはストレッチがおすすめ！

血液がどろどろになり、血流が滞るのは高血糖の特徴の1つです。これを解消するためには、ストレッチをおすすめします。**ストレッチは「柔軟性を高める」以外に「血流を促進する効果」に期待ができます**。硬くなった筋肉は血管を圧迫しますが、ストレッチで筋肉を伸ばすことでその圧迫が弱まるので、血流が改善されるのです。

　また、硬くなった筋肉を伸ばして血管に圧力をかけ、**一時的に血液の流れを悪くすることで、開放後の血流量を一気にアップ**させます。こうして血流が改善され、必要な酸素や栄養素が供給されるようになります。

　ストレッチは、**反動を使わずに**行います。反動を使って急激に伸ばすと、筋肉はかえって硬くなってしまいます。また、もう少し伸ばせる、という感覚を得られたら、徐々に深く伸ばしていくようにしましょう。そのほうが筋肉を傷めません。

　さらに、ゆっくり息を吐くことを意識します。息を吐くことで筋肉が緩んで、伸ばしやすくなるためです。

　とくに気をつけたい部位は、**首、肩、脚のつけ根**です。首、肩はコリを感じやすく、また、脚のつけ根は上半身と下半身のつなぎ目で、歩いたり立ったりといった動作が少ないと、硬くなりやすいため、どれも**血流が悪くなりやすい部位**です。血流が滞りやすい部位を中心にストレッチしたり動かしたりすることで、全身の血流改善につながります。

血流を促すおすすめエクササイズ

首のストレッチ

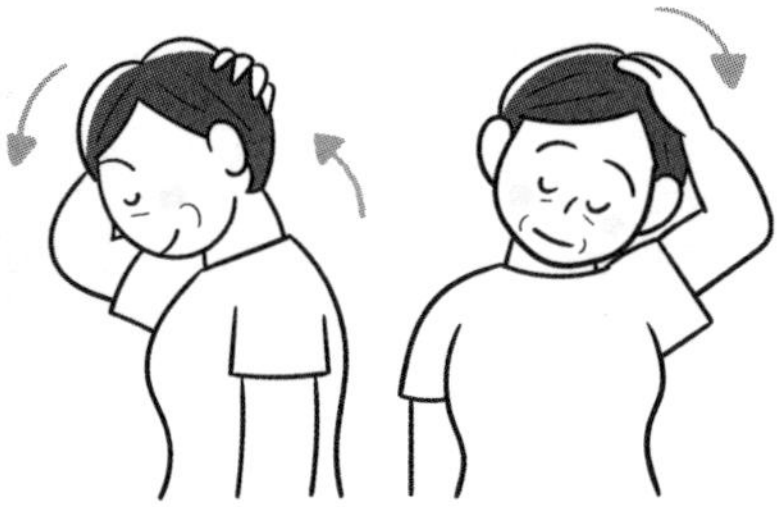

片方の手を後頭部に置き、手の重みで首の後ろを伸ばす。また、側頭部に置き、左右にも伸ばす

肩を回す

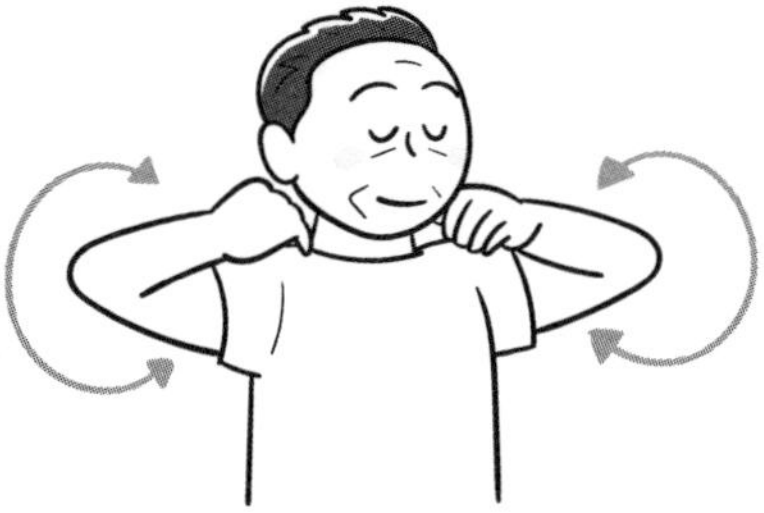

両肩に手をのせて、肘で円を描くようにして肩を回す

脚のつけ根のストレッチ

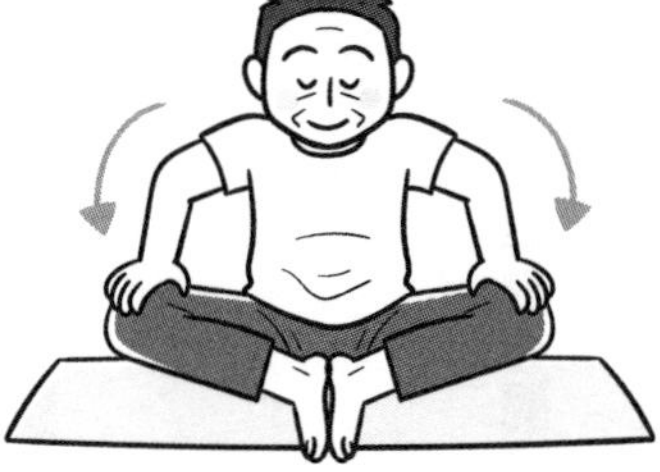

床に座って足裏をくっつけて、手でひざを押す

Section
41
脚の感覚を研ぎ澄ませて片脚立ちバランステストに挑戦！

脚の筋力やバランス感覚を知るためには、**片脚立ちバランステスト**という、とても簡単でわかりやすい方法があります。

２０２２年にリオデジャネイロ（ブラジル）の運動医学クリニックCLINIMEXのクラウディオ・アラウホ博士らの研究グループが、中年期以降に片脚で10秒間立てないと、その後10年以内の死亡リスクがほぼ2倍になることを発表し、話題をよんでいます。

この研究は51～75歳の中高年１７０２人を対象にしたもので、そのうちの68％が男性です。両手を下げた状態で片脚立ちをし、地面についているほうの脚のふくらはぎにもう一方の足の甲をつけて視線をまっすぐ前に向けるという姿勢をとり、10秒間維持できれば合格というテストをしましたが、5人に1人が不合格でした。不合格率は年齢に比例し、バランス感覚は、60歳ぐらいまでかなり良く維持されるが、その後、急速に低下することがわかりました。

また、このテストの**合格率と生存率の関連性**について、10年にわたって追跡調査をした結果、**不合格者は合格者よりも84％も死亡リスクが高い**ことがわかったのです。また**糖尿病の有病率も3倍**になることがわかりました。

高血糖が続く糖尿病の特徴の1つに、末梢神経炎があります。手足の感覚が鈍くなる症状ですが、それによってバランス能力が低下していると考えられています。また、糖尿病患者は肥満度が高い傾向にあるため、片脚では自分の体重を支えきれないことがあるようです。

片脚立ちバランステスト

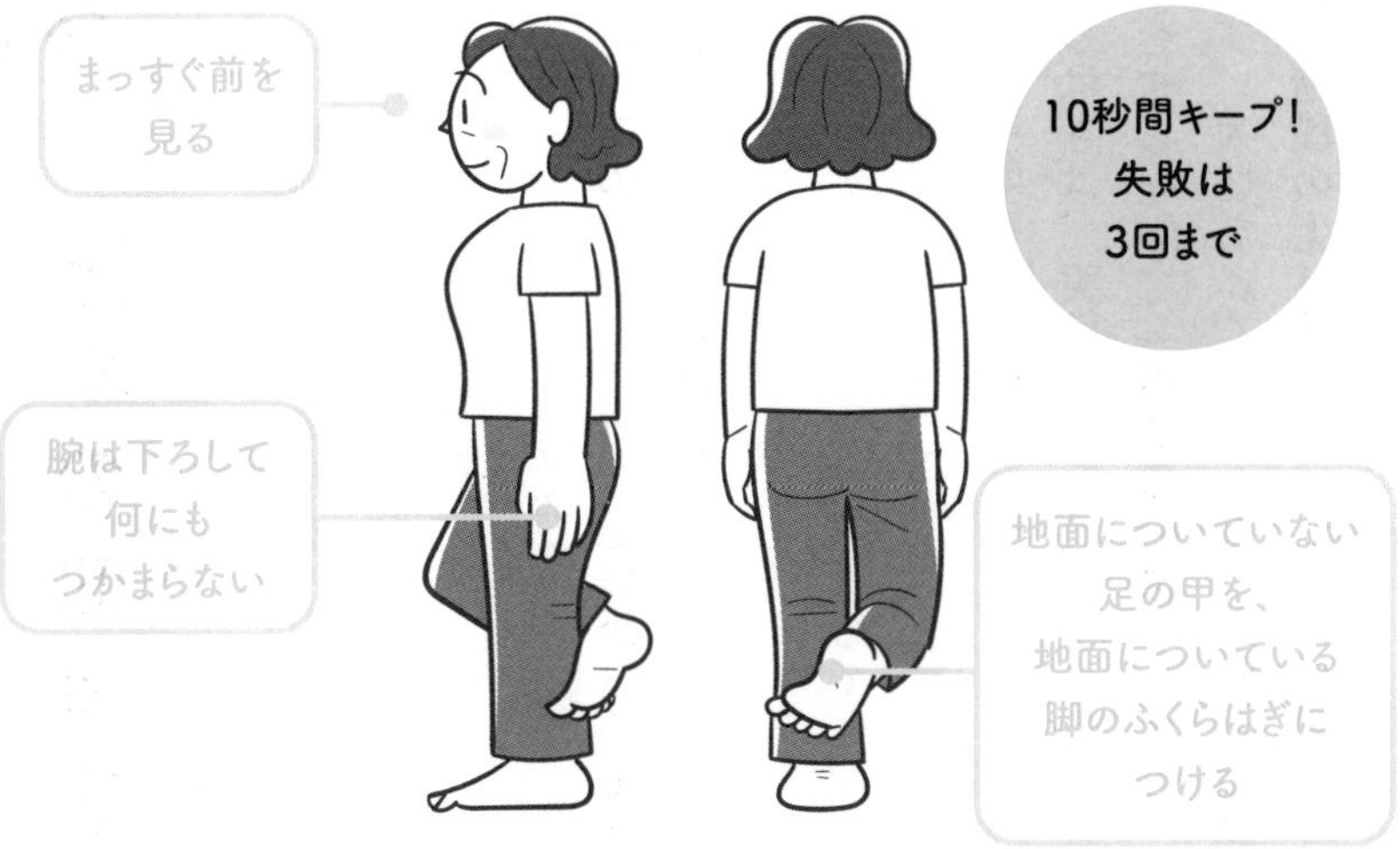

Column

運動万能説は捨てなさい

運動を習慣にしてきた人は、何でも運動で解消できると思ってしまいがちです。しかし、運動したからといって何をしても良いわけではありません。運動した後でも、良くないことは良くないのです。その当たり前のことを、忘れてはいけません。「良くないこと」とは、過剰に糖質を摂ること。スポーツドリンクやバナナには、糖質がたっぷり含まれていますので、運動の前後であっても控えたほうが無難。摂りすぎた糖質は、運動だけでは消費できません。

Section

42

ふくらはぎをポンプとして活用し全身の血流を高める

心臓から動脈を通って手足などの末端までいきわたった血液は、その後、静脈を通って心臓に戻ってきます。重力に逆らって戻ってこなくてはいけないため、押し戻す力が必要ですが、このとき、**ポンプの役割を担って足先から心臓へと血液を運ぶのがふくらはぎ**です。ところが高血糖だと、血液がどろどろしてしまい、常にブドウ糖が渋滞しているような状態なので、血流ものろのろ運転になります。これを改善するには、ふくらはぎの筋肉を鍛える必要があります。

ふくらはぎは、実は血流を良くするのに重要な働きをする筋肉で**「第二の心臓」**ともいわれています。大切なふくらはぎは、**かかとの上げ下ろしと階段の上り下り**という2つの簡単な運動で鍛えることができます。

かかとの上げ下ろしは、ふくらはぎの筋肉の伸縮と弛緩《しかん》を繰り返して鍛えます。台所で料理をしているときや皿を洗っているとき、歯磨きをしているとき、信号待ちをしているときなど、普段の生活の中で「ながら」でできるのも魅力の1つです。

階段の上り下りは、**人間の身体の中でお尻の次に大きい太ももの筋肉**を使います。大きな筋肉を動かすと、糖を消費し血糖値が上がりにくくなりますし、インスリンの効きを良くすることも期待できるため、血糖値コントロールには最適です。また、上るときに使う筋肉より、下るときに使う筋肉のほうが先に弱っていきます。いつまでも自分の足でつまずかずにすいすい歩けるように、積極的に階段を使いましょう。

ふくらはぎを鍛える運動

かかとの上げ下ろし

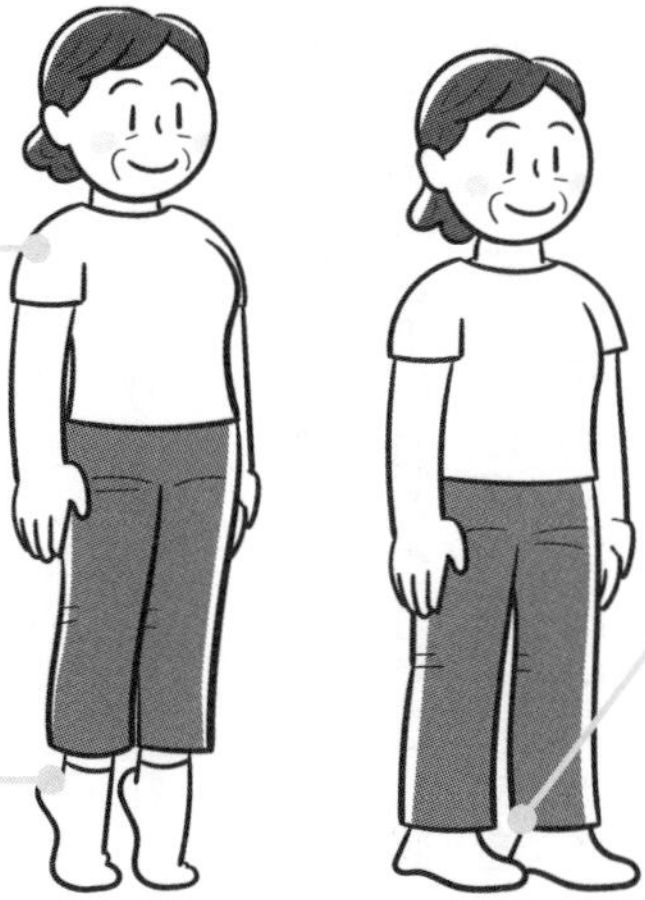

※バランスが取りにくければいすの背などにつかまっても良い

階段の上り下り

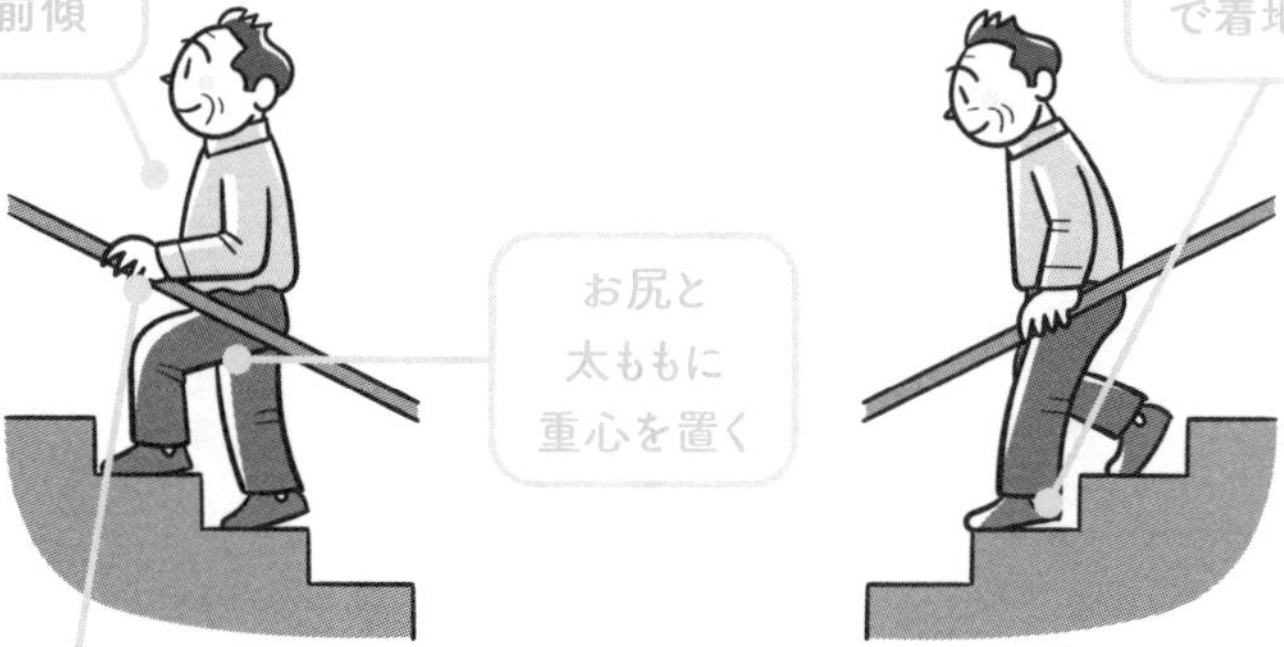

手すりを持たない場合は、
軽く腕を振りながらバランスを取る

Section

43

いすに座るときはゆるスクワットにチャレンジ！

最近、つまずきやすくなっていませんか？ つまずくことが多くなると、とても不安になるもの。転倒してケガをして、車いす生活になってしまったら、活動量は減り、糖尿病や認知症のリスクは高まるばかりです。

つまずきを防止するために、ピンポイントで鍛えたいのが、上半身と下半身をつなぐ「大腰筋」。大腰筋は腰から太ももの骨の前面までを逆V字形に覆う筋肉で、身体の深部にあるインナーマッスルです。歩行時に足を引き上げる、正しい姿勢を保持するなど、日常生活を安全に送るための基本の姿勢を支えるという大仕事を担っています。

では大腰筋が衰えるとどうなるのか。足を引き上げることができなくなってすり足気味になり、つまずきやすくなります。これは、高齢者にとっては、とても危険です。大腰筋がしっかり働けば、連動してお尻や太ももの大きな筋肉が働きますので、糖の消費にも貢献してくれます。筋力が衰えるサルコペニアの防止にも血糖値コントロールにもなる**大腰筋を鍛える運動には、スクワットが最適**です。

スクワットは筋トレの中でもとてもメジャーな種目で、大腰筋だけでなく、太ももやお尻の筋力アップにもなります。筋トレをしようと思うと大変ですが、いすから立ったり座ったりするときに行えば、わざわざスクワットのために時間を割く必要もありません。**5～6か月継続できれば、太ももの筋肉量は2割前後増える**ので、ぜひ今日から始めてください。

いすを使ったゆるスクワット

まず、いすの前に脚を軽く開いて立ちます。

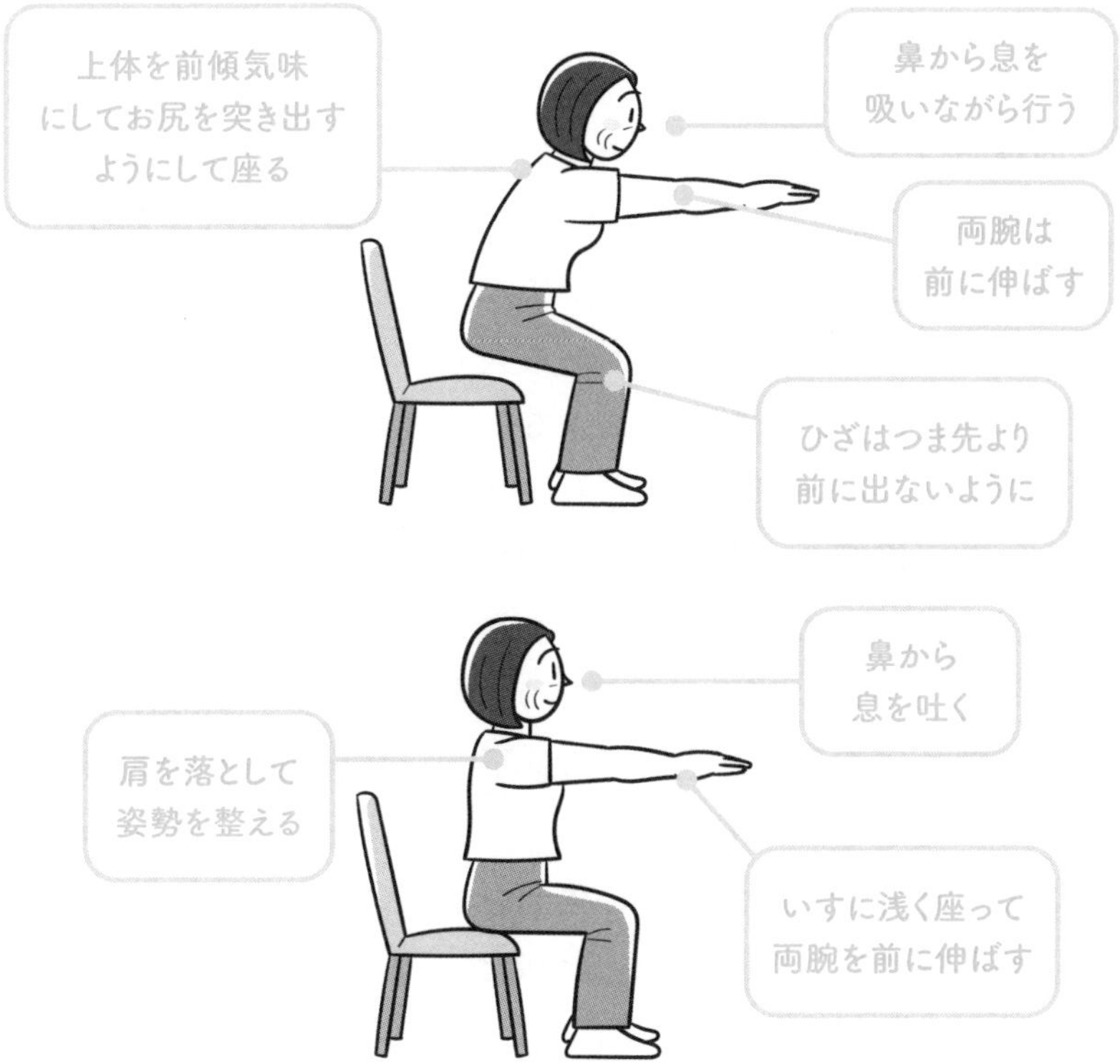

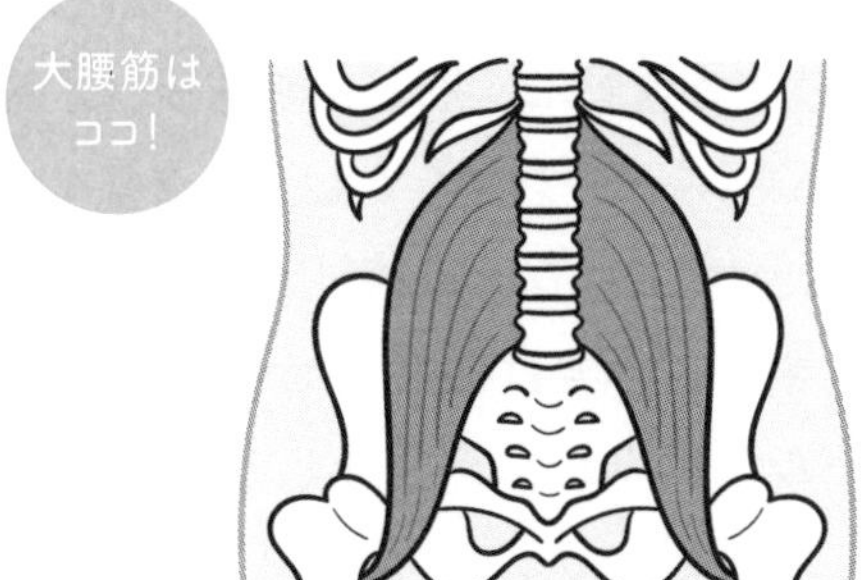

背骨の腰の部分から太ももの骨の前面までを覆う筋肉

Column

運動ではなく
レクリエーションでも
筋力は維持できる!?

血糖値コントロールのためだけでなく、サルコペニア防止などの意味からも、高齢者にとって運動が重要であることは十分にわかっていただけたかと思います。

運動と聞くと、苦手意識がある人もいるかもしれません。体育が苦手だった、運動の習慣がないなどの理由から、いまさら運動なんて……と思うかもしれません。しかし、運動は強度の高さよりも継続のほうが重要なのです。

デンマークのコペンハーゲン大学スポーツ医学研究所のキャスパー・ゼンデンブローエ博士が、「生涯にわたる身体活動は加齢に伴う筋肉量と筋肉機能の低下を防ぐ」という研究結果を発表し、話題をよんでいます。

この研究では、座位中心の生活をしている若者と高齢者、生涯運動を続けている高齢者の３つのグループに、ひざの屈伸運動のマシンで筋力測定を行いました。その結果、筋力と持続力がいちばん維持できたのは、生涯運動を続けている高齢者だったのです。しかも、生涯持続する運動は、筋トレや球技、水泳、ランニングといったいわゆるスポーツでなくても、レクリエーションレベルでも十分。種類や強度ではなく持続性が重要だからです。

ハードなスポーツをする必要はありません。家庭菜園、ハイキング、ゲートボール、ボウリング。楽しみながら続けられることを探して始めてみましょう。

第4章

老けない生活術

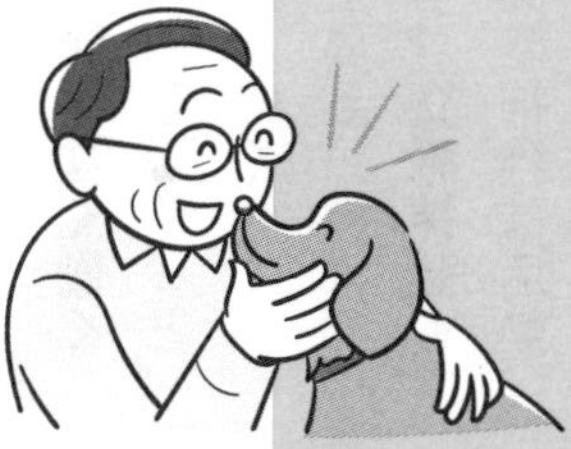

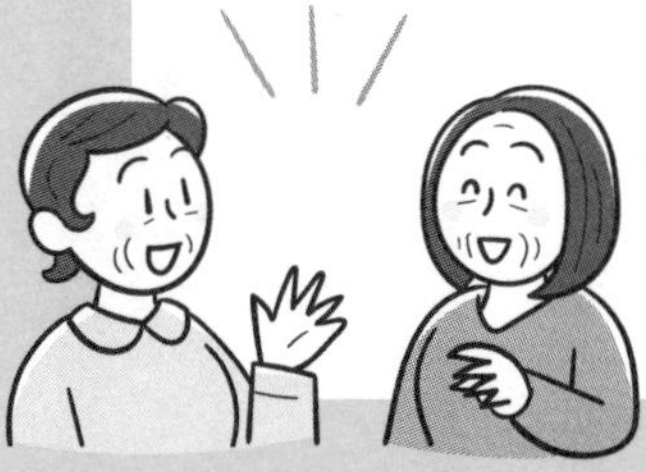

Section

44 ストレスにさらされる生活では血糖値をコントロールできない

安定しない血糖値に影響するのは、これまで見てきた食事と運動だけではなく**精神的なストレスなどもあります**。ストレスには**自律神経**が深く関わっています。

自律神経とは、**自分の意思とは関係なく働く神経**のこと。呼吸や消化、循環、体温調整など**生命を維持するための機能を調節**してくれています。ホルモンの分泌や血圧の上昇も、自律神経によってコントロールされます。**交感神経**と**副交感神経**の2種類があって、交感神経は活動的な日中に優位になり、血糖値を上げるホルモンの分泌を増やします。心拍数や血圧を上昇させる作用もあり、**活動中、あるいは緊張やストレスを感じているときに作用**します。

一方、夕方から夜や、リラックスしているときは、副交感神経が優位になります。血糖値を上げるホルモンの分泌が減り、血管が拡張して血圧や心拍数が落ち着くのです。こうして**2つの神経がバランスを取ることで、活動と休息を上手に使い分ける**ことができています。

ところが、生活リズムの乱れやストレスなどが原因で、このバランスが崩れることがあります。ストレスにさらされると、**交感神経が優位になる時間が長くなり、副交感神経に切り替えられません**。その結果、寝不足になったり、血糖値を下げられず高血糖の状態が続いてしまったりします。また、副交感神経は、**加齢によって機能が低下**します。そうなると、インスリンの分泌が減り、効きも悪くなり、**血糖値が上がったままになってしまう**のです。

交感神経と副交感神経

交感神経（活動）		副交感神経（休息）
緊張・興奮	気分	リラックス
上昇	血圧	下降
上昇	体温	下降
緊張	筋肉	弛緩
速い	呼吸	ゆっくり
抑制	消化	活発
増加	発汗	低下
収縮	血管	拡張

交感神経が優位になると、身体は活動モードになるが、体内ではインスリンの分泌が減り、血糖値を上げる4つのホルモン（→ P106）が分泌される。

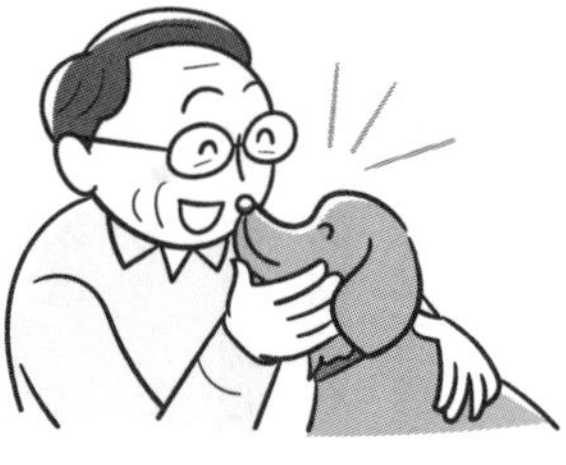

Section

45

血糖値を下げるホルモンはインスリンのみ 上げるホルモンは4つもある！

血糖値を上げるホルモンには**「グルカゴン」「アドレナリン」「成長ホルモン」「コルチゾール」**の4種類があります。

「グルカゴン」はインスリンと同様、膵臓から分泌され、低血糖になった際に発動します。**肝臓に貯蔵されたグリコーゲンをブドウ糖に変えて血糖値を上げてしまいます。**

「アドレナリン」は、興奮して交感神経が優位になると、心拍数を上げ、呼吸を速めて一時的にパワーアップ！ **インスリンの分泌を抑制して肝臓のグリコーゲンを分解し、血糖値を上げます。**

「成長ホルモン」は、筋肉や骨を成長させ、細胞の損傷を修復する大切な働きがありますが、**早朝の空腹時に低血糖になると、成長ホルモンの働きかけによって肝臓のグリコーゲンを分解し、血糖値を上げます。**

「コルチゾール」は通称、**ストレスホルモン**ともいわれ、ストレスにさらされると、自身を守るために分泌されます。**起床時に多く分泌され、体内のたんぱく質を糖に変換して、血糖値を上げる**働きがあります。

血糖値を上げるホルモンの分泌は、人類の歴史のほとんどが飢餓との闘いであったため、**低血糖を防いで生命を維持するために備わったしくみ**です。**これらのホルモンと血糖値を下げるインスリンが、バランスを取りながら健康を保つのが理想**ですが、ストレスによって交感神経が優位になると、血糖値を上げるホルモンの分泌が続いてしまうのです。

ホルモンの分泌バランス

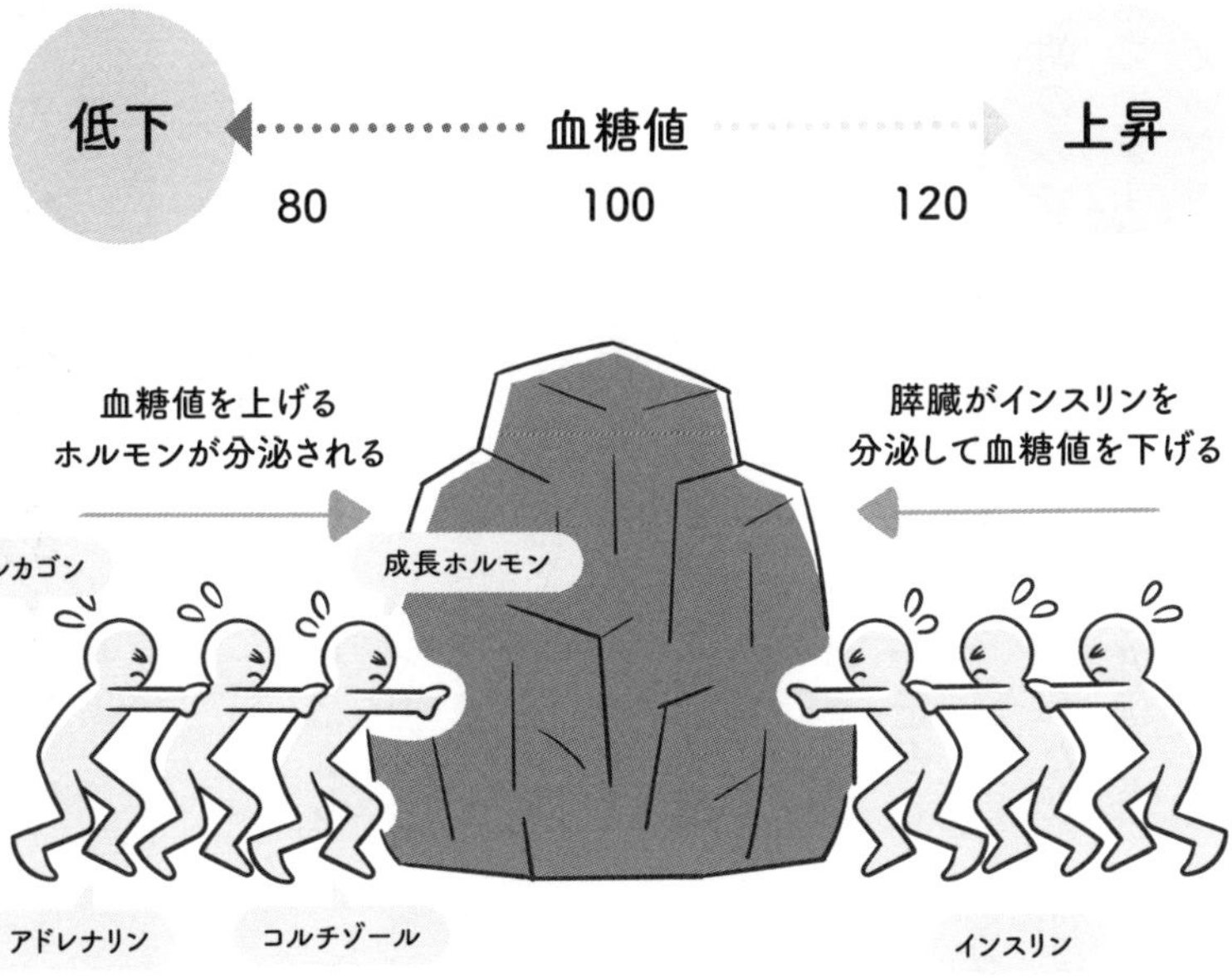

血糖値を上げるホルモン

グルカゴン	血液中の糖が少なくなったときに肝臓のグリコーゲンをブドウ糖にしてエネルギーへ変換。
アドレナリン	興奮して交感神経が刺激されると分泌。筋肉を収縮させて身体機能を向上させ、血圧や心拍数、血糖値を上げる。
成長ホルモン	骨や筋肉を成長させ、新陳代謝を促進。早朝、起床に向けて身体が準備し始めると分泌される。
コルチゾール	起床時やストレスを感じると、それに対抗して身体を守るために分泌される。血糖値を上げ、成長ホルモンの働きを強める。

血糖値を下げるホルモン

インスリン	食事をして血液中にブドウ糖が増えたときに分泌され、ブドウ糖をエネルギーとして使用することで血糖値を下げる。

Section

46

老けない人の生活習慣 1

笑顔であいさつ

笑顔は自律神経を整えるといわれています。

笑顔になると、一時的に交感神経が優位になりますが、その後低下して、楽しい感情やリラックス気分を生み出すため、副交感神経の活性化につながります。呼吸や心拍を穏やかにし、同時に血糖値を下げる効果も期待できるのです。

ほかにも、**ナチュラルキラー細胞という免疫細胞**を活性化させるためエイジングケアにも効果的。ポジティブな気持ちになる、コミュニケーションがスムーズになる、幸福度が上がるなど、**笑顔がもたらす効果は絶大**です。

ぜひ、朝のあいさつを笑顔で交わしていただきたいと思います。ある高齢者施設の方は、自ら進んであいさつをする高齢者は認知症やアルツハイマー病の発症がない、もしくは遅くなる場合が多いとおっしゃっていました。

笑顔は、それを見たまわりの人の脳も活性化させるといわれています。朝のあいさつ、そして笑顔は、自分のためだけでなく、他人にも笑顔の効果をおすそ分けする行為です。相手が笑顔になれば自分もうれしい、こうして笑顔は伝《でん》播《ぱ》します。

シャイな性格の人は、なかなか自分の感情を外に出しづらく、ためこんでしまいがちです。そんなときはバラエティ番組を見る、友だちに電話をかけるなどして、ぜひ、意識的に笑う時間をつくりましょう。真逆のように思われますが、泣くこともまた、自律神経を整えて血糖値を下げるといわれています。よく泣いてよく笑って、ストレスを発散しましょう。

笑顔は人を健康にする

毎日を、楽しく、健康的に過ごせるよう、笑顔になれるシチュエーションを積極的につくりましょう。

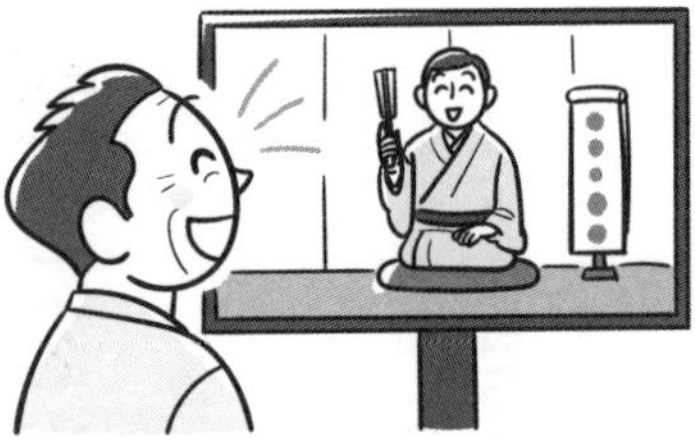

落語を聴く

落語には話のオチがあるので自然と楽しめる。

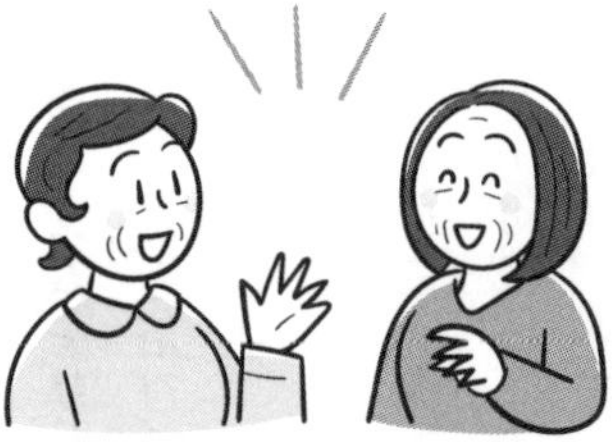

会話を楽しむ

近所の人とも、家族とも、楽しい会話を意識する。

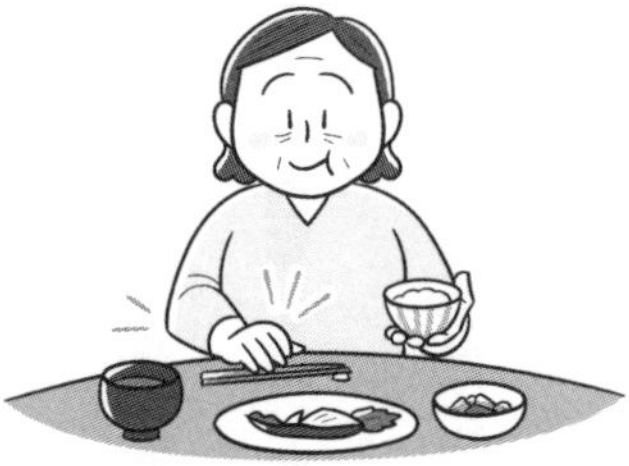

おいしい食事をする

何気なく習慣で食べるのではなく、おいしいと思いながら食べれば自然に笑顔になれる。

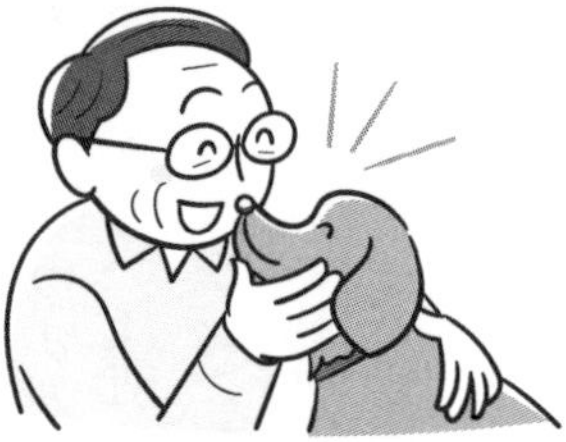

動物をかわいがる

自分になつく姿を見ると、いとおしくて自然と笑顔になり、優しい気持ちになれる。

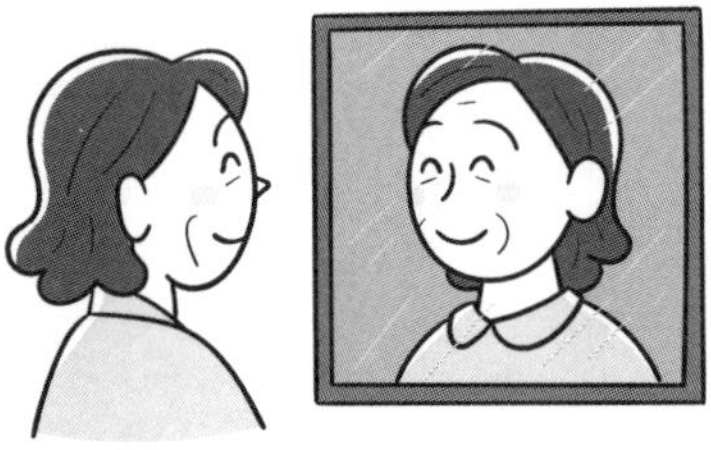

鏡の前で笑顔になる

つくり笑いでも効果あり！ 鏡に向かって、笑いかけてみる。

Section 47

老けない人の生活習慣 2

朝日を浴びる

人間には**体内時計**があり、約1日のリズムで睡眠や覚醒、自律神経、免疫、代謝などを調整しています。このリズムを**概日リズム（サーカディアンリズム）**といいます。

約1日、といいましたが、概日リズムは、実は約25時間。ところが、地球の自転周期は24時間であるため、1時間のずれが生じます。**このずれを調整し、概日リズムをリセットするのが朝日**です。朝日をきちんと浴びると、自律神経が正常に働くようになります。

ところが夜更かしして休むべきときに休まなかったり、昼まで寝てしまい覚醒すべきときに覚醒していなかったりすると、自律神経のバランスが崩れてしまいます。**本来、血糖値は朝上がり夜下がるのですが、夜に下がらず一日中高血糖が続いてしまうのです。**

こうしたずれを修正するためには、**毎朝、同じ時間に起きて日光浴をする**ことが有効です。朝日によって体内時計がリセットされて、日中は活動的になって自律神経が働き、夜になれば休息モードになり血糖値が下がります。

しかも、朝、日光浴をすると「セロトニン」というホルモンの分泌が高まります。「セロトニン」は別名「幸せホルモン」ともいわれ、心のバランスを整え、ストレスを緩和します。かわいい動物を見ると、心がほっこりしたり、いとおしい気持ちになったりしますが、その感覚は「セロトニン」が分泌されている証拠。こうしてストレスが和らぐことも、血糖値コントロールに良い影響を与えます。

朝日を浴びるメリット

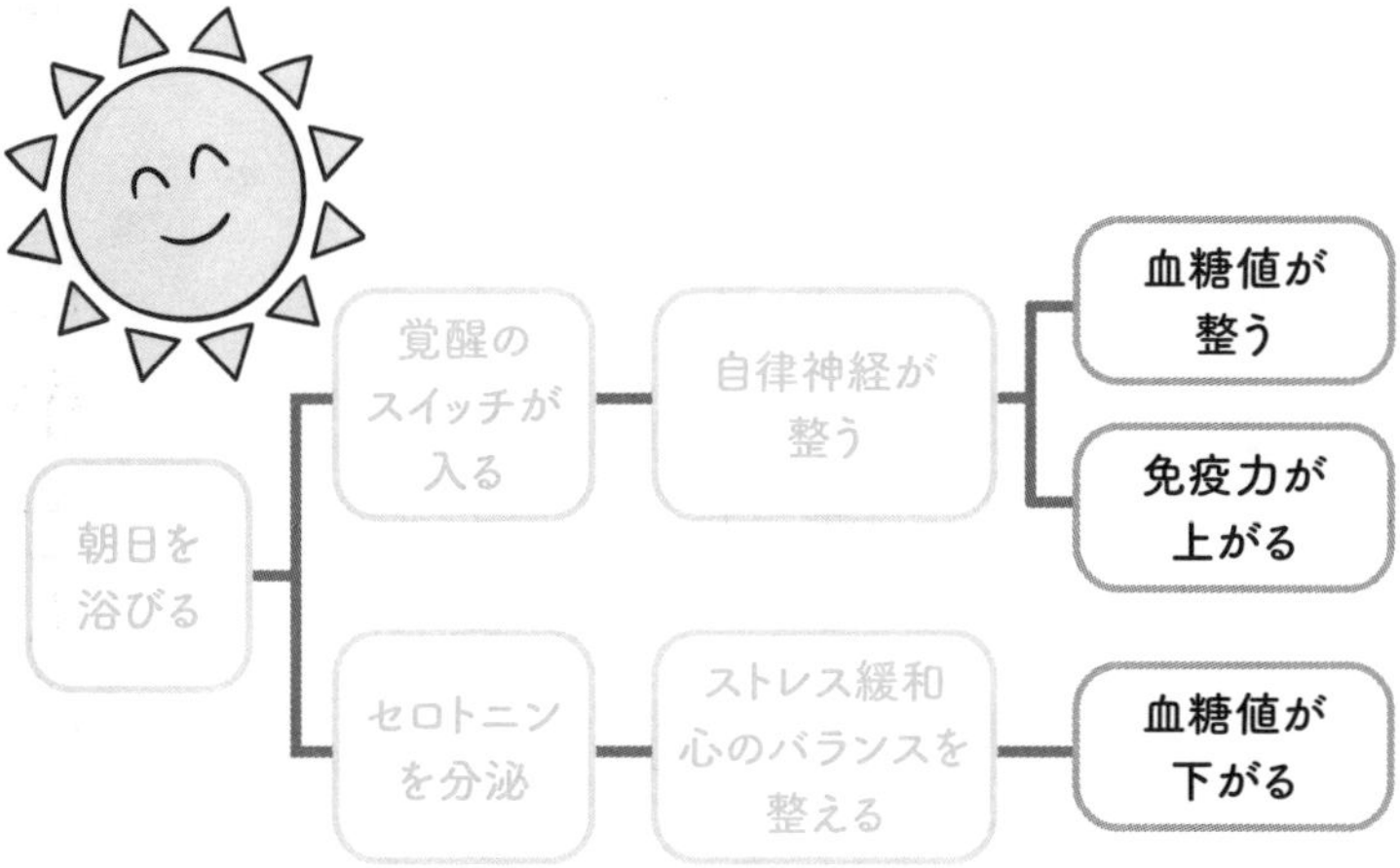

セロトニンの分泌を活発にする方法

ホルモン生成の材料になるものを食べる	かつお、マグロ、乳製品、大豆製品、ナッツ類などを積極的に摂る
散歩をする	速くなくてかまわない。リズム良く、同じテンポで歩くと良い
よく噛んで朝食を摂る	一定のリズムで咀嚼する。すぐに飲み込まず、よく噛んで消化を助ける
感動する映画を見る	感動して涙を流すとセロトニンが増え、ストレスホルモンを抑制する
好きな音楽を聴く	気持ちがリフレッシュすると、セロトニンの分泌量が増え、ストレスホルモンを抑制する
瞑想する	目を閉じて呼吸にだけ集中する。余計なことやネガティブなものに目を向けなくなる

Section

48

老けない人の生活習慣3

仕事をもつ

多くの人が長年勤めていた会社を退職する60~70歳は、生活が一変する時期です。この時期に急激に老けこむ人がいます。何十年も一生懸命仕事をしてきて、退職後に何をするか、考えずに過ごしてしまったからです。そういう人は、社会的なかかわりが減ると、家に引きこもりがちになって非活動的な生活を送るようになります。意欲が低下した張り合いのない生活は、ストレスになるだけではなく、運動機能や脳の機能を加速度的に老化させてしまうのです。老化が病気を招き、自分自身も介護を必要とするようになるのに加え、近しい人と死別したり、配偶者と老々介護となってしまったり、健康への心配、老後の生活やお金への不安など、今までに経験したことがないストレスがかかります。

ストレスを感じると脳は交感神経を刺激して、抗ストレスホルモンを出すように命令します。すると、身体はストレスに抗おうとして興奮状態になり、エネルギーを得ることを優先しようとしてインスリンの分泌や働きを妨げてしまうため、血糖値が下がりづらい状況に陥ります。ですが、考え方1つで、事態が好転することもあります。ストレスは、完全になくすことはできませんが、例えば、自分にかかるストレスの要因を把握するだけでも、解消法は見えてくるでしょう。

引きこもりがちな生活が続き、一念発起して散歩でも始めようと考えたとしましょう。ここで、「大変そう」「面倒だな」と思うとストレスになりますが、「新しくできたお店にコーヒーを飲みに行こう」「きれいな花を見に行こう」と考えてみてはどうでしょうか。同じことをするのでも、考え方によって、ストレスを感じる場合と意欲を高められる場合とがあるのです。

　長年バリバリ働いてきて、仕事が生活の大部分を占めていた人にとっては、仕事のストレスから解放されたとたん、仕事をしていない自分の存在意義が失われたように思えてしまい、不安になることもあるかもしれません。そういう人はぜひ、どんな職種でもいいから、仕事を続けることをおすすめします。勤めていた会社の後進の指導はもちろん、前職とはまったく関係のない地域のボランティアなどに熱中するのも良いでしょう。会社に尽くして成果を出すことを最優先としてきた考え方から、**人のため、社会のために働くという考え方にシフトチェンジ**してみてください。それはやがて生きがいになり、ストレスを減らす手段にもなります。

高齢者が続けている主な仕事

百寿者を対象にした調査で、高齢になっても続けた仕事のベスト3は、以下の結果となりました。

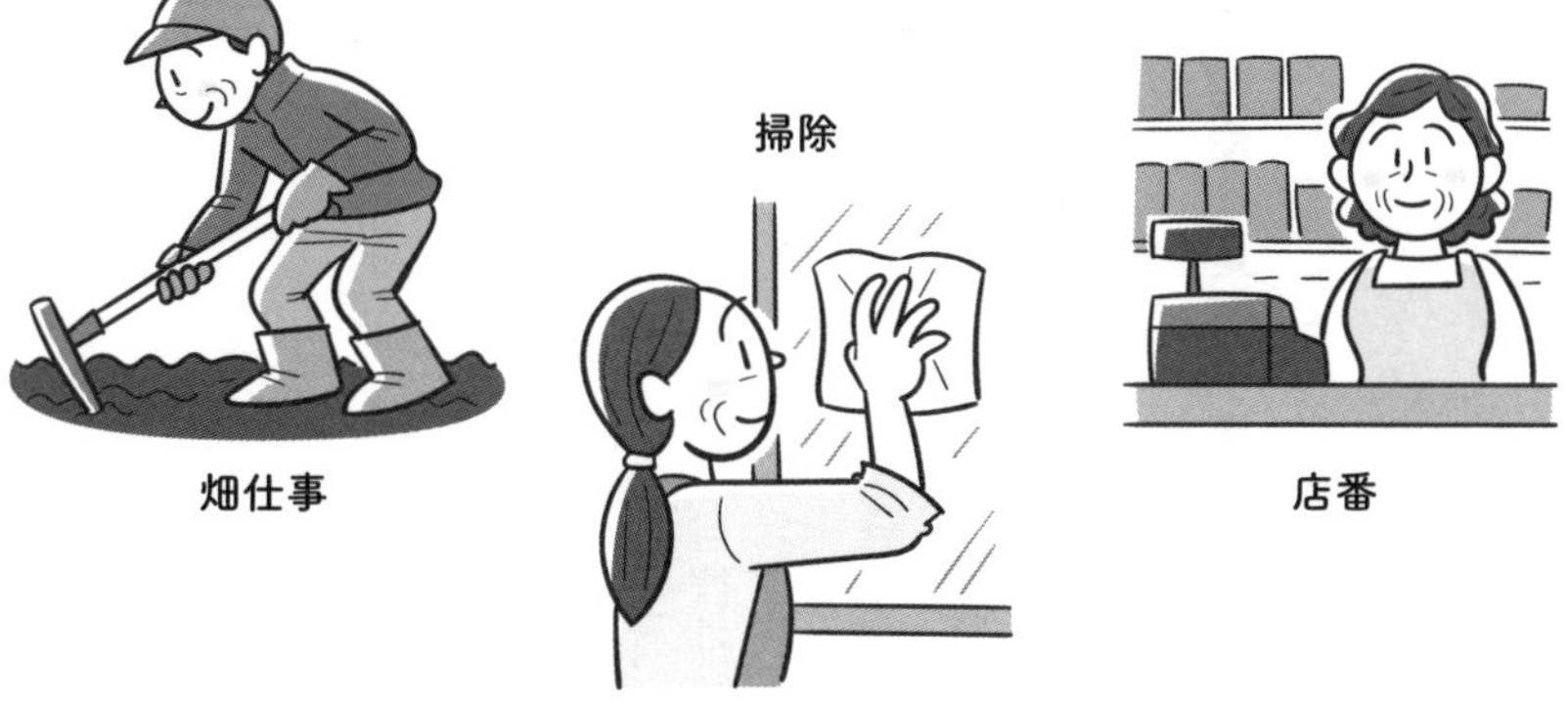

Section
49
老けない人の生活習慣 4
趣味を楽しむ

仕事と同じくらい、生きがいやときめきを与えてくれるのは趣味です。高尚なものというより、自分の好きなもの、楽しいと思うものがベター。料理やお菓子づくり、徹底的な掃除で家をきれいに保つ、カフェめぐりや旅行、〝推し〟に夢中になるのもいいでしょう。いつもと違うスーパーマーケットへのデビューもおすすめです。そのスーパーに行き慣れていないと、どこに何があるのかわからなかったり、似た商品が並んでいてどれを選んだらいいのか迷ったりします。そんなとき、自分なりの選択基準を設けて買い物をすれば、脳トレにもなります。

趣味に没頭すると、脳に刺激が与えられ、老化を防いでくれます。実際、趣味や目標のある人は、ない人に比べ、**脳に新しい神経細胞が5倍も多くつくられる**というデータがあります。ささやかなことでも楽しめれば、幸福感が増してストレス解消にもつながります。

ストレス反応は、さまざまな刺激に対して、恒常性を維持するように働きます。自律神経によるホルモン分泌も、その反応の1つです。つまり**ストレスがあることでホルモン分泌が正常でなくなり、血糖値を抑えるホルモン（インスリン）分泌も影響を受けます。**

人生100年時代、血糖値コントロールをはじめ、**いかに健康寿命を延ばすか**はとても重要です。そのためにストレスを上手に解消することは急務であり、その方法として趣味は有効です。

中国・北京大学のヤンピン・バオ博士の研究チームが、認知症を発症していない200万人以上を対象に、余暇活動が認知症の予防にいかに有効かといった研究の結果を報告しています。それによると、余暇活動としてウォーキング、水泳、ヨガなどの身体活動をしている人の認知症の発生リスクは17%、アルツハイマー病は13%、脳血管性認知症は33%も低いというのです。さらにゲームや音楽、工芸品の制作などの教室に通う人は認知症の発症リスクが23%、アルツハイマー病の発症リスクは34%も低くなります。また、ボランティア活動や社交クラブへの出入り、親戚や友人宅への訪問といった社会的活動をしている人は、認知症は7%、アルツハイマー病は11%、それぞれ発症を低下させる効果があるという結果が出ました。

　趣味は、将来的に体力が落ちても続けられるものがおすすめです。若い頃とはおのずと変わってくるはずです。スポーツやアウトドアだけではなく、インドアの趣味にも目を向けてみましょう。

Column

発想の転換で新しい趣味を

　陶芸などの制作活動や、楽器の演奏などは、高齢者に人気のある趣味です。指先を使い、頭を使うものは、とくにおすすめです。

　例えば楽器を楽しむ場合、ピアノ、フルート、バイオリンなど、複数の楽器にチャレンジしてみましょう。楽器ごとに脳の違う部分を使うおかげで、とても元気になります。

　私自身も40代でピアノ、50代でフルート、バイオリンを始めました。将来的に体力が落ちたとしても続けられるものが良いですね。

Section

50

老けない人の生活習慣 5

質の高い睡眠

血糖値は高すぎても低すぎても、健康には良くありません。**血糖値コントロールは、下げるというよりも適正に保つことが目的**です。呼吸や運動、消化などの生命維持活動は、脳からの指令によって成り立っており、これを**ホメオスタシス**（生体恒常性）といいますが、血糖値もホメオスタシスによってコントロールされています。そのため、脳の疲れを取り除き、働きを良くすることは、血糖値を適正化することにつながります。**ホメオスタシスが保たれることによって、血糖値コントロールもうまくいく**のです。

　脳の疲れをリセットして働きを良くするためには、良質な睡眠が不可欠です。良質な睡眠には、**メラトニン**というホルモンが深くかかわっています。メラトニンは**眠りのホルモン**ともいわれ、**質の高い睡眠**をもたらします。**体内時計のリズムを調整し、活性酸素を除去して傷ついた細胞を回復させ、糖や脂質の代謝にも関与**しています。

　メラトニンは、**セロトニン**によってつくられます。朝、日光を浴びて「セロトニン」の分泌を高めると、心のバランスが整い、ストレスが緩和され、体内時計をリセットすることができます。夜、脳をお休みモードへ自然にスイッチできれば、**メラトニン**の分泌が促されます。**朝の過ごし方は睡眠の質にも大きな影響を及ぼす**のです。

　また、睡眠の質は夕食によっても改善します。ポイントは糖質を減らし、カロリーを抑えて食物繊維をしっかり摂ること。高糖質食、高カロリー食を摂ると、睡眠中に消化活動が活発になり、交感神経が優位になってしまいます。夕食は消化に良いものを腹八分目まで。これで睡眠の質はぐんと上がります。十分に眠れていない、途中覚醒をしてしまうといった**睡眠障害がある人は、血糖値コントロールがうまくいっていない**ケースが多いのです。その証拠に糖尿病患者は、そうでない人に比べて約2倍が不眠症であるといわれています。また高血糖の人も睡眠時間が短く、糖尿病の有病率が上がります。

　睡眠には、身体は眠っているのに脳が起きている浅い眠りの**「レム睡眠」**と、脳が休息状態で深い眠りの**「ノンレム睡眠」**があります。ノンレム睡眠は脳を休息させるだけでなく、**交感神経の活動を低下させて副交感神経の活動を優位にさせます**。その結果、血圧低下を防いで血糖値を改善してくれるのです。食事や運動を見直しても血糖値が適正にならないという人は、ぜひ**睡眠を見直して**みてください。

セロトニンとメラトニンの関係

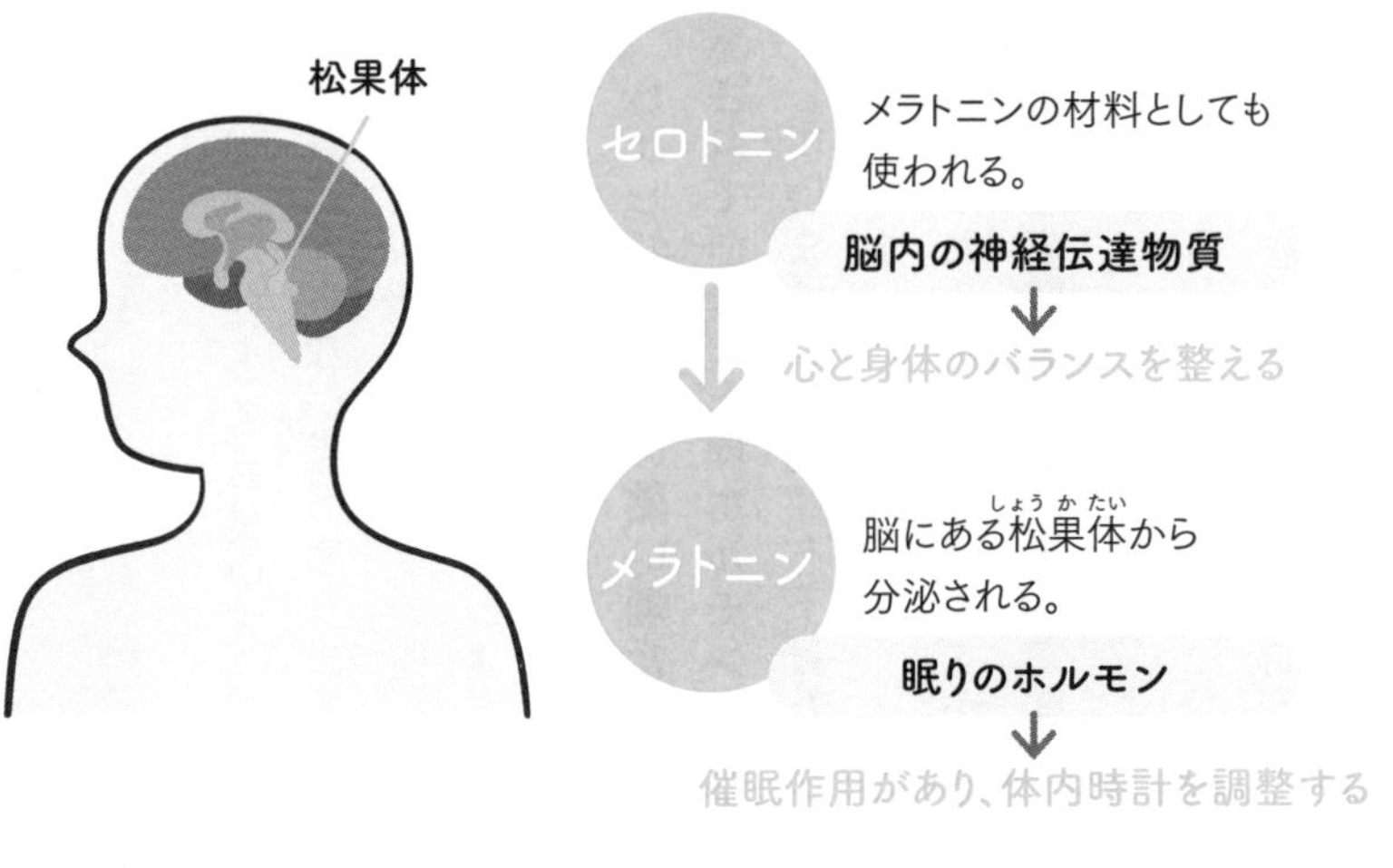

Section

51

老けない人の生活習慣6

身体を温める〝温活〟が有効！

睡眠を促し、身体をリラックスさせてくれる入浴は、ストレスの軽減だけでなく、血糖値コントロールにも有効です。

入浴すると、**副交感神経が刺激**されます。湯舟に浸かったとき、思わず「ふーっ」と身体の力が抜けることがあるかと思います。これがまさにリラックスできている状態で、副交感神経が優位になっています。副交感神経が優位になると、**血糖値を下げるインスリンの分泌が促される**ので、**血糖値が高い状態であれば、適正値に戻す**効果があります。

また、副交感神経が刺激されることで肝臓でのグリコーゲンの分解とブドウ糖の放出が抑制されます。すると血液中のブドウ糖の濃度の上昇が抑えられ、血糖値は上昇しません。

このように、健康にとても良い入浴ですが、気をつけなければならない点もあります。それは、**お湯の温度と入る時間帯**です。

お湯の温度は40度前後がいいでしょう。とても心地よく感じる温度で、副交感神経が優位になります。しかし42度以上の**熱い湯だと、交感神経が刺激されて血糖値上昇ホルモンの分泌が促進**されてしまいます。血糖値を下げたい人にとっては逆効果です。

次に、お風呂に入るタイミングですが、**食事の30分前か就寝の1時間前が効果的**です。

食事の30分前に入ると食欲を抑えられます。空腹時に食事をすると、食後に急激に血糖値が上昇しますが、食欲は胃腸の周辺の血流が良いと増進します。しかし、入浴によって全身が温まると、身体の表面に血流が集まるため、その分**胃腸周辺の血流が減って食欲を抑えることができる**のです。

また、就寝1時間前の入浴は、**質の良い睡眠が促されるため、血糖値コントロールがうまくいく**という理由でおすすめです。人間がよく眠れる条件は、**副交感神経が優位に働き、内臓や筋肉の中心部の体温が下がっている**こと。入浴時間は10分程度に留めて就寝1時間前に入れば、副交感神経が刺激されて自然と眠くなります。また、入浴後1時間経っていれば、深部体温も下がり始めて、眠れる条件がそろいます。

入浴後は、水分をしっかり摂りましょう。高血糖や糖尿病の人は、常に血液中にブドウ糖が多く含まれている状態です。そのため、血液の濃度を薄めようと、水分を欲するようになります。こうした状態で長時間、湯舟に浸かっていると脱水症状になりかねません。こまめに水分を補給するように心がけましょう。

血糖値コントロールのための入浴方法

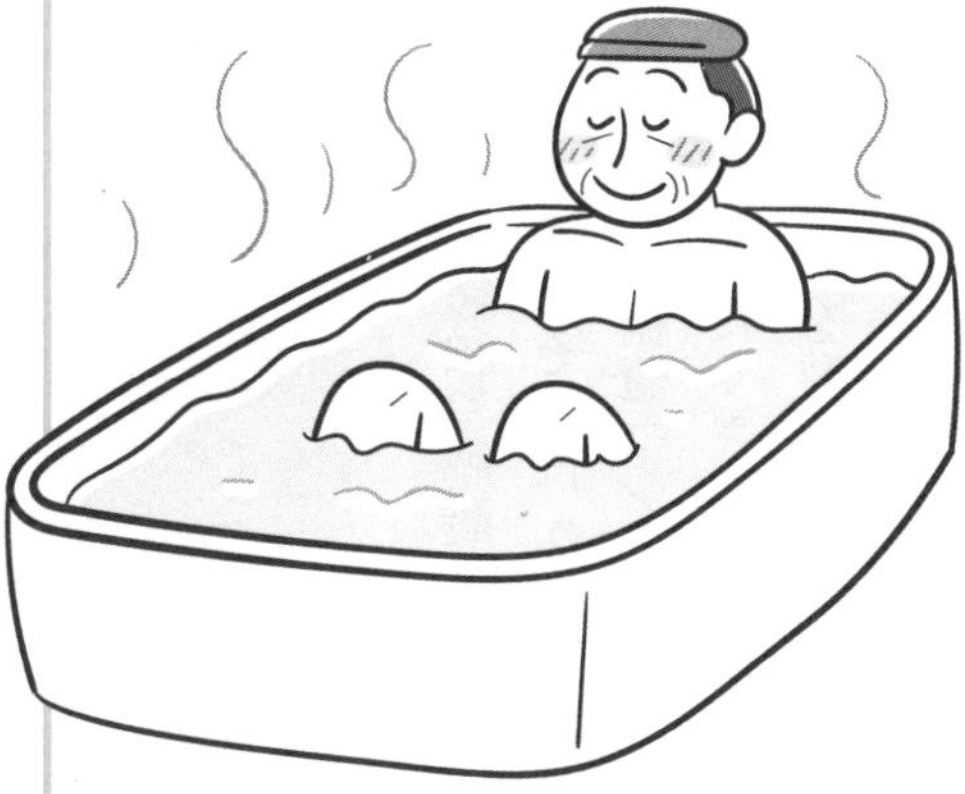

1. 入る時間帯は食事の30分前か就寝1時間前
2. 温度は40度前後
3. 入浴時間は10分程度
4. みぞおちあたりまで浸かるくらいの温量に
5. 水分補給を忘れずに

Section

52

老けない人の生活習慣 7

ゆっくりとした深い呼吸

加齢によって、自律神経もまた、機能が低下します。しかも交感神経よりも**副交感神経のほうが加齢の影響を受けやすい**のです。副交感神経の機能が低下すると、血流が悪くなる、睡眠の質が落ちる、インスリンの分泌量が低下するなど、血糖値コントロールにも影響します。

そこで意識してほしいのが呼吸です。呼吸は、**交感神経が優位なときは、浅くて速いリズム**になってしまいます。ストレスの多い生活を送っていると、交感神経優位の時間が長くなりますので、呼吸がうまくできなくなり、身体は酸欠状態となってしまいます。

一方、副交感神経が優位なときは**深くゆっくりとした呼吸**ができています。こうした呼吸を意識して行えば、副交感神経を刺激することができるため、ストレス緩和や脱酸欠につながり、疲れにくくなります。そのほか、集中力アップ、脳力活性など、血糖値コントロールだけでなく健康に良いことがたくさんあるのです。呼吸は1日2万回。それを酸欠状態の浅く速い呼吸にするのか、正しい鼻呼吸で呼吸筋を鍛えてしっかり酸素を吸いこむのか。**健康長寿を実現し、いつまでも若々しくいられるかは、呼吸の仕方**がカギを握っています。

正しい呼吸は、まず、**ゆっくりと鼻から息を吐く**こと。すると全身の力が抜けて副交感神経が刺激され、多くの酸素を吸えるようになります。そして**酸素が全身にいきわたる**と、今度は交感神経が優位になり、リフレッシュした状態になります。

白澤式老けない呼吸法

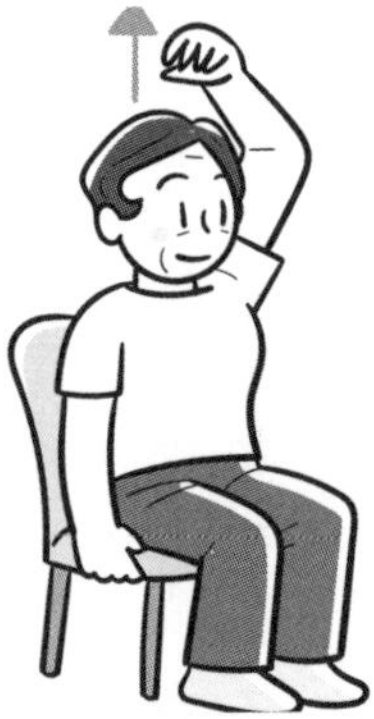

いすに座り、肩甲骨を寄せて頭の上から糸でピンと引き上げられているようなイメージで背筋を伸ばします。

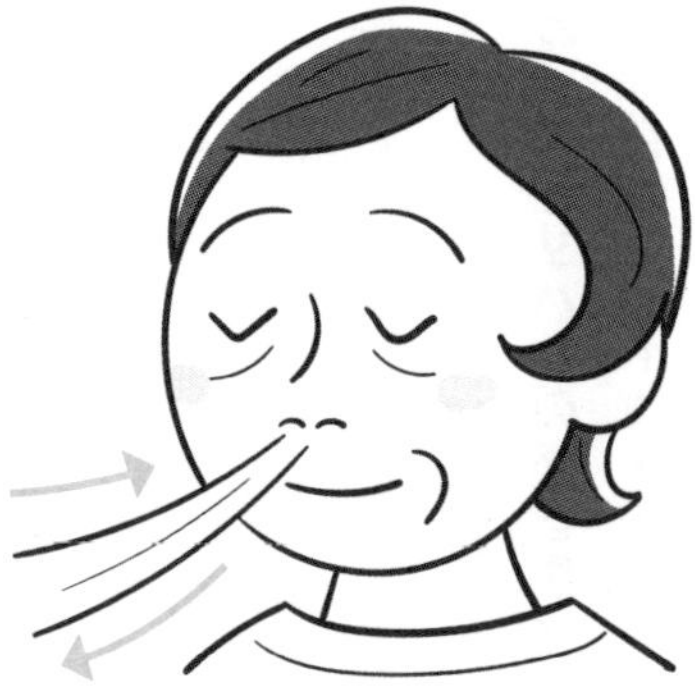

副交感神経を刺激する呼吸は、ゆっくりと深く。鼻から吐き出し、吐ききったらまた鼻から、肺全体を膨らませるように吸います。

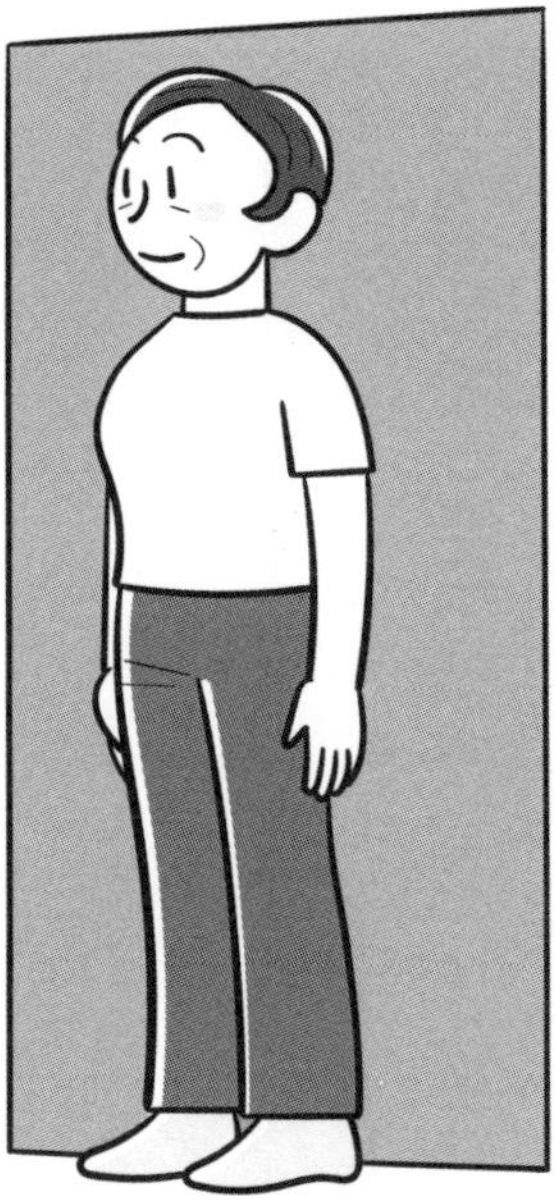

背筋をピンと伸ばし、お腹をへこませて、壁に背中、頭（後頭部）、肩、腰、お尻、かかとをつけて立ちます。座って行う場合と同様に、鼻から吐いて、鼻から吸います。

Section

53

老けない人の生活習慣⑧

3行日記を書く

　これまで説明してきたとおり、**ストレスは自律神経のバランスを乱します**。すると、ホルモン分泌が乱れて、血糖値コントロールが効かなくなってしまいます。ですが、「自律神経を整えるためにストレスを解消しましょう」というと、**リラックス状態を意識しすぎるあまり、交感神経が優位になることを良くないことだと捉えてしまいがち**です。

　しかし、副交感神経が優位であることが良くて、交感神経が優位であることが良くないのではありません。活動モードである交感神経と、休息モードの副交感神経が**正しいタイミングで切り替わってメリハリのある生活をすること**が、健康にも血糖値コントロールにも大切なのです。

　とくに、リタイア後の生活は、決まった時間に会社に出勤するということがないため、1日外出をせずに家の中にいることもあるでしょう。すると、**活動と休息のモードが切り替わらず**に、ぼんやりと過ごしてしまうことがあります。それが何日も続くと、「このままでいいのだろうか」と罪悪感のようなものを抱き始めてしまうのです。

　そこで、**生活にメリハリをつける**ことを考えましょう。旅行はとても良いです。食事や寝起きする場所が変わるだけでも、気持ちが切り替わり、脳の活性化にもつながります。また自宅にいてテレビを観ているだけでなく、近くのカフェで本を読むなど、場所を変えるだけで脳には良い刺激になり、メリハリのある生活になっていきます。

　また、脳が活動モードと休息モードに正常に切り替わるためには、脳を老化させないことも大切。そのために高齢者に有効なのが、**何かを書いてアウトプットすること**です。簡単にアウトプットできる方法としては3行日記がおすすめです。1行目は今日失敗したこと、2行目は今日いちばん感動したこと、3行目は明日の目標を書きます。こうして自分の考えていることを書くだけでストレス緩和につながります。

この順番にも意味があります。1行目は「予定通りスケジュールを進められなかった」「1日ぼーっとして過ごしてしまった」など失敗したことやうまくいかなかったことを吐き出すことで、**何にストレスを感じているのかを知る**ことができます。2行目は、「料理をつくったら家族においしいと喜ばれた」「趣味の絵がうまく描けた」など**良いことを探すことで、前向きな気持ちに**なります。そして最後に明日の目標を書けば、**明日に向けて頑張ろうというすっきりした気持ちで1日を終えることができる**のです。

3行日記の書き方

1行目に書くこと → 今日失敗したこと

ストレスに向き合うための1行です。書き出すことで客観視でき、自分が今どんなことに対してストレスを抱えているのかがわかります。

2行目に書くこと → 今日いちばん感動したこと

小さな感動を見つけられる感性を磨く1行です。嫌なことばかりでなく、ささやかながらもうれしかったことなどを見つけられると、幸せな気持ちになれます。

3行目に書くこと → 明日の目標

未来に向けて気持ちを高め、モチベーションを上げる1行です。失敗したことを克服するための目標や新たに挑戦したいことなど、どんなに些細《ささい》なことでもOKです。

チェック
リスト

食事・運動・ストレス対策で血糖値コントロール！

高齢者にとって、血糖値コントロールが必要な理由は、十分ご理解いただけたと思います。何をどう食べるのかの**食事**、どういう運動が必要かの**運動習慣**、そして**ストレス対策**が、血糖値コントロールに効果的であることもおわかりでしょう。では実際に血糖値が気になるあなたは、どれくらいのことを実行できているでしょうか。また、どんなことを実行したり継続したりすることが苦手でしょうか。今一度、自分の生活の中で何が足りないか、どういう工夫が必要かを洗い出してみましょう。

「食事」は糖質の摂取量を減らすことが顕著に効果につながりますが、減らした反動で、無性に食べたくなることもありますし、長年の食習慣を変えるのはストレスも伴います。そこで、食べるものを変える前に、**食べる順番を変えたり、よく噛んで食べるくせをつけたりすることを優先**してみましょう。ストレスを感じずに食習慣を移行できるはずです。

「運動」は、**活動量を今の生活の中で増やす**ことがおすすめです。庭いじりや昔ながらの方法で雑巾がけをするなどといったことでもいいのです。

「ストレス対策」は、漠然とリラックス方法を試してみるのではなく、**自分にとって何がストレスの原因か**を考えることから始めます。原因がわかれば、対策もしやすいはず。

次のページでは、血糖値コントロールがどれくらいできているか、チェックしましょう。食事・運動・ストレス対策の3つの項目群があります。

食事・運動・ストレス対策で正しく血糖値コントロール

食事

- ☐ 朝食を毎日摂っている
- ☐ 食事の時間は 30 分以上かけている
- ☐ よく噛んで食べている
- ☐ 野菜は最初に食べる
- ☐ 主食は最後に摂る
- ☐ 全粒粉のパンや玄米を食べている
- ☐ たんぱく質を積極的に摂っている
- ☐ 毎食、みそ汁を飲む
- ☐ おやつにはナッツ類を食べる
- ☐ ドリンクはお茶か水、コーヒー、紅茶などの甘くないものを飲む

運動

- ☐ 歩くことが苦にならない
- ☐ 移動は歩きが多い
- ☐ 15 分間歩き続けられる
- ☐ 家から 1 歩も出ない、という日はほとんどない
- ☐ 庭いじりが好き
- ☐ エスカレーターやエレベーターではなく、階段を使うことを心がけている
- ☐ ストレッチやマッサージの習慣がある
- ☐ 片脚立ちができる
- ☐ ラジオ体操など、身体を動かす習慣がある
- ☐ スポーツの趣味がある

ストレス対策

- ☐ 一日の始まりに、朝日をしっかり浴びている
- ☐ 毎日ぐっすり眠れる
- ☐ イライラすることが少ない
- ☐ 嫌なことがあってもすぐに気持ちを切り替えられる
- ☐ 趣味がある
- ☐ 人と会って話すのが好き
- ☐ 近所の人には積極的にあいさつをする
- ☐ 毎日、湯舟に浸かってリラックスしている
- ☐ 仕事をもつなど、生きがいとよべるものがある
- ☐ 深く、ゆっくりとした呼吸を意識している

おわりに

新型コロナウイルスの流行がようやく収束しようとしています。新型コロナウイルスは世界的な流行であり、日本も逃れることはできませんでした。有効な治療法が確立されない中、各国政府は人と人の接触を避けるために、外出を禁止し、街をロックダウンし、密を避けるように国民を指導しました。その結果、運動不足に陥り、食生活が乱れ、異常な状態が続いたのです。不安なニュースも多く、ストレスがたまる2年間でした。

2023年5月に新型コロナウイルスが2類から5類に変更されたため、これまでの日常生活に戻りつつあります。高齢者はもともと、新型コロナウイルスに感染すると重症化しやすいとされてきましたが、デルタ株やオミクロン株は変異のために弱毒化され、オリジナルの武漢株にくらべて病原性が著しく低下しました。そのため、仮に高齢者が感染しても、死亡率も重症化率も通常の風邪と同等であると私は考えています。

問題は、2年間も家に閉じこもっていたり、マスクを着用したりという生活習慣が、急にはもとに戻らない点です。本書の生活術、とくに4章の「老けない生活術」は、コロナ禍で規制された生活習慣をもとに戻すのに、最適な方法論ではないでしょうか。質の高い睡眠をとる、身体を温め免疫能力を上げる、朝日を浴びてビタミンDを合成する、笑顔を絶やさない、趣味を楽しむ……まさしくコロナ禍における生活習慣からの脱却には最適です。

さて、血糖値のコントロールという観点からは、食生活の質が重要な指導要因になっています。同じ量の糖質を含んだ食材の摂取でも、食後血糖値の上昇には違いがあることから、食後血糖値は単純に摂取糖質量の問題ではないということがわかっています。どのような食材が血糖を上げやすいのかを示したグリセミック・インデックス（ＧＩ）という指標は、食後血糖値のコントロールに有用です。食材の内容により糖質が吸収される消化管の部位は異なりますが、胃に近ければ近いほど食後血糖は上がりやすく、小腸の遠位部に行けば行くほど上がりにくくなります。また、よく噛む習慣のある人や食後に運動する習慣のある人は、血糖が上がりづらいことが知られています。このように、食材の選択やタイミング、食後の運動が食後血糖値に大きく作用するのです。

一方、コンビニエンスストアの普及で生活は便利になりましたが、血糖値が上がりやすい超加工食品の普及につながってしまいました。米国の調査によると、精製炭水化物の摂取の多くは超加工食品の摂取とイコールであると指摘されています。超加工食品とは、塩漬けや油漬けなどの古典的な加工食品と違い、コンビニエンスストアで販売している袋菓子、クッキー、ポテトチップや炭酸ソーダなど、一般家庭では使わないような乳化剤や食品添加物を使った加工食品のこと。これらには、必ずといってもいいほど精製炭水化物である砂糖や小麦粉が大量に含まれています。これらの超加工食品が糖尿病の原因食品であることを見抜いて、自然食品を選択することが大切です。

さて、高血糖状態が続くと糖尿病となりますが、糖尿病には１型糖尿病と２型糖尿病があります。１型糖尿病は膵臓のベータ細胞からインスリンが分泌できなくなり、血糖が上昇する病態。２型糖尿病は肝臓や筋肉や脂肪細胞でインスリンの効きが悪くなり、インスリンが受容体に結合しても、糖が細胞内に取り込まれず、高血糖状態になります。肥満やメタボリック症候群に合併して発症するのは２型糖尿病で、食生活や運動などの生活習慣が２型糖尿病の発症に大きく関与していることが多くの研究で示されています。

　精製炭水化物は消化管から吸収されると直接血糖値を上昇させ、高血糖がさらに膵臓のベータ細胞を刺激することから、２型糖尿病では多量のインスリンを血中に分泌します。肝臓や脂肪細胞や筋肉細胞に存在するインスリン受容体のシグナル伝達の働きが悪くなると、インスリン抵抗性という病態が引き起こされ、血液中にインスリンが十分にあるにもかかわらず、血糖値が下がらないという問題が発生します。とくに、最近の研究では、脳でインスリンの効きが悪くなると認知機能が低下してアルツハイマー病を発症することがわかったため、高齢期に血糖値をコントロールすることの重要性が再認識されています。

　令和元年の「国民健康・栄養調査」では、糖尿病が強く疑われる者（糖尿病有病者）は１１９６万人、糖尿病の可能性を否定できない者（糖尿病予備群）は１０５５万人、つまり、日本国内で２０００万人超が糖尿病を発症していると考えられているのです。特筆すべきは、人口の高齢化に伴い糖尿病の有病率が上昇するトレンドが継続しているという点です。

また、糖尿病が放置され、り病期間が長期化すると、合併症を発症することが知られています。糖尿病の３大合併症である糖尿病性網膜症、糖尿病性神経症、糖尿病性腎症のほか、心筋梗塞などの血管症、糖尿病足病変、歯周病やアルツハイマー病などが広義の合併症と考えられるようになりました。実際に日本で透析を導入される原因疾患としても糖尿病が最も多いのですが、いったん、透析が導入されると、生活が極端に不自由になり、一生、透析生活を余儀なくされてしまいます。このように、糖尿病合併症は、生活の質を低下させ、介護レベルを上げることにつながります。したがって、介護予防の観点からも糖尿病の予防、治療、血糖コントロールは重要なのです。

人口の高齢化に伴い、平均寿命も延伸しましたが、不健康寿命も長くなっています。健康長寿の足を引っぱっているのが、糖尿病の合併症や認知機能の低下など、生活の質を下げる病気なのです。これらの病気の原点は、本書で解説したとおり、食事・運動・睡眠などの生活習慣の間違いにあって、薬で治る類のものではありません。本書を熟読することにより、読者が自らの生活の質を上げることができれば、非常にうれしく思います。

２０２３年８月　白澤卓二

白澤卓二 ・ しらさわ たくじ

1958年神奈川県生まれ。お茶の水健康長寿クリニック院長。医学博士。専門は寿命制御遺伝子の分子遺伝学、アルツハイマー病の分子生物学、アスリートの遺伝子研究。著書は『100歳までボケない101の方法』（文春新書）、『老いに克つ 百寿の生き方』（ベスト新書）、『免疫力をアップする、塩麹のおかず』（レタスクラブMOOK）など300冊を超える。テレビ番組にも多数出演し、わかりやすい医学解説が好評を博している。

装幀　石川直美（カメガイ デザイン オフィス）
装画　autumnn/shutterstock.com
イラスト　さとうみなこ
本文デザイン　高橋明香（おかっぱ製作所）
執筆協力　峯澤美絵
編集協力　有限会社ヴュー企画（佐藤友美）
編集　鈴木恵美（幻冬舎）

専門医が教える 高齢者の血糖値コントロール

2023年9月15日　第1刷発行

著　者　白澤卓二
発行人　見城 徹
編集人　福島広司
編集者　鈴木恵美

発行所　株式会社　幻冬舎
〒151-0051　東京都渋谷区千駄ヶ谷4-9-7
電話　03-5411-6211（編集）　03-5411-6222（営業）
公式HP：https://www.gentosha.co.jp/
印刷・製本所　中央精版印刷株式会社

検印廃止

ISBN978-4-344-90359-3 C2077
Printed in Japan
この本に関するご意見・ご感想は、下記アンケートフォームからお寄せください。
https://www.gentosha.co.jp/e/